FROG COLORING BOOK

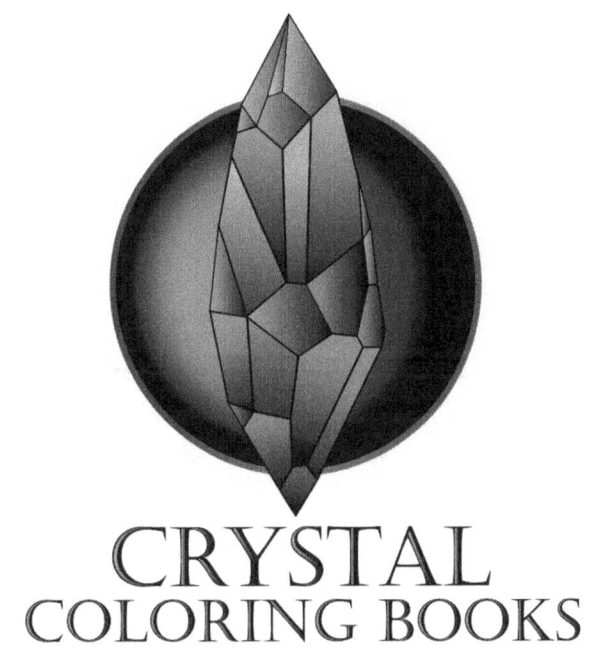

CRYSTAL COLORING BOOKS

Copyright © 2017 Crystal Coloring Books
All rights reserved.

ISBN-13: 978-1985746008
ISBN-10: 198574600X

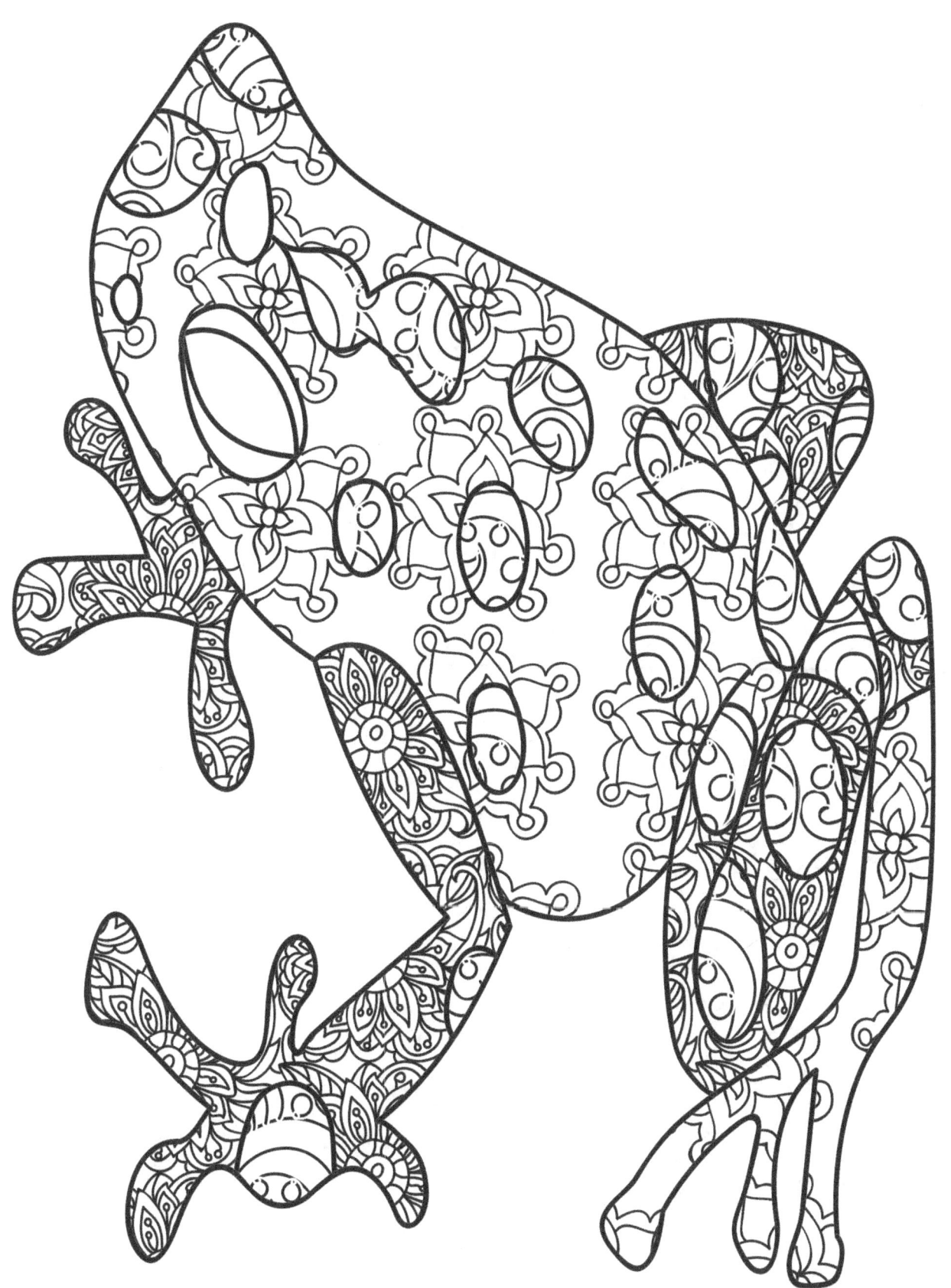

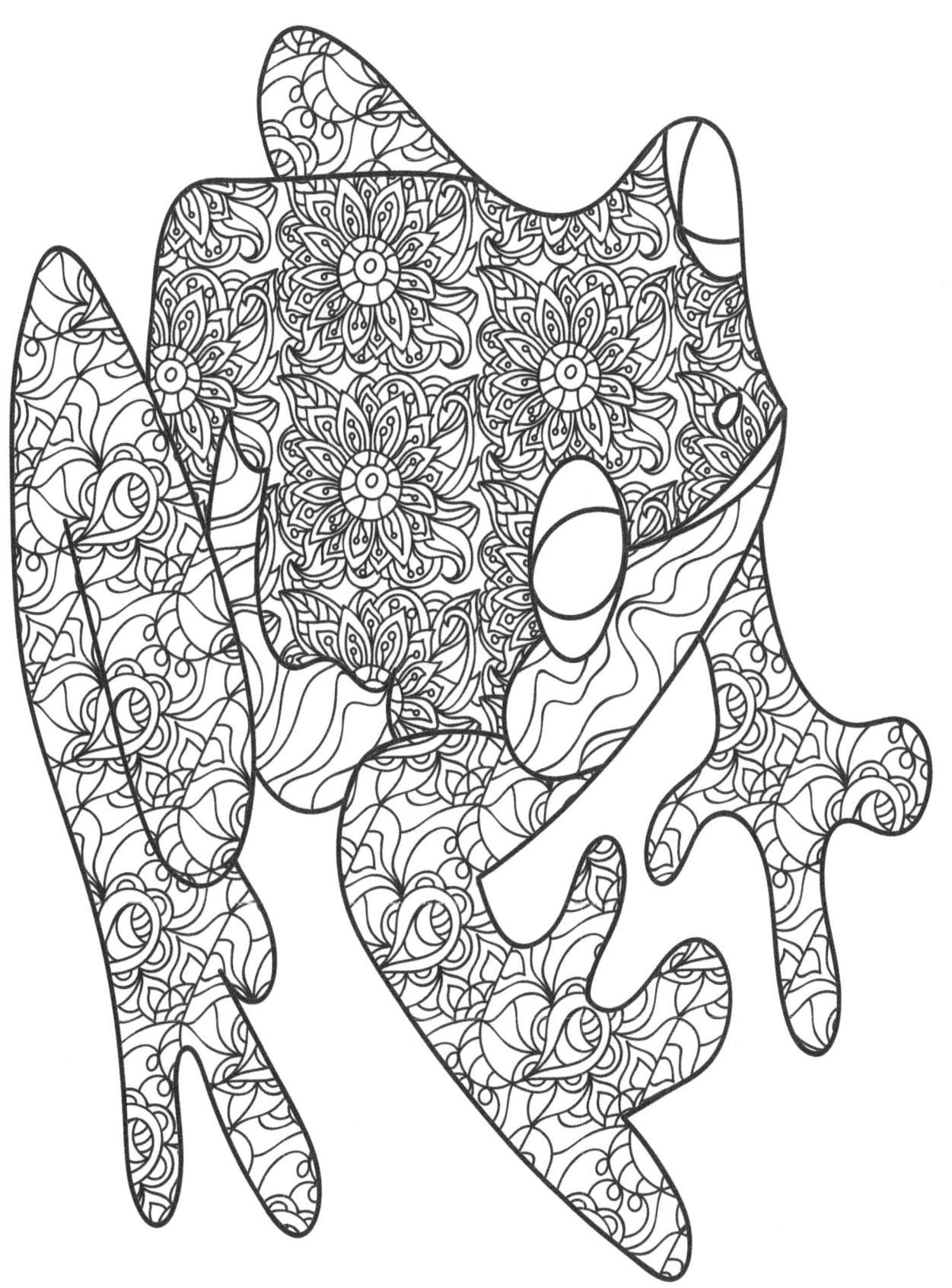

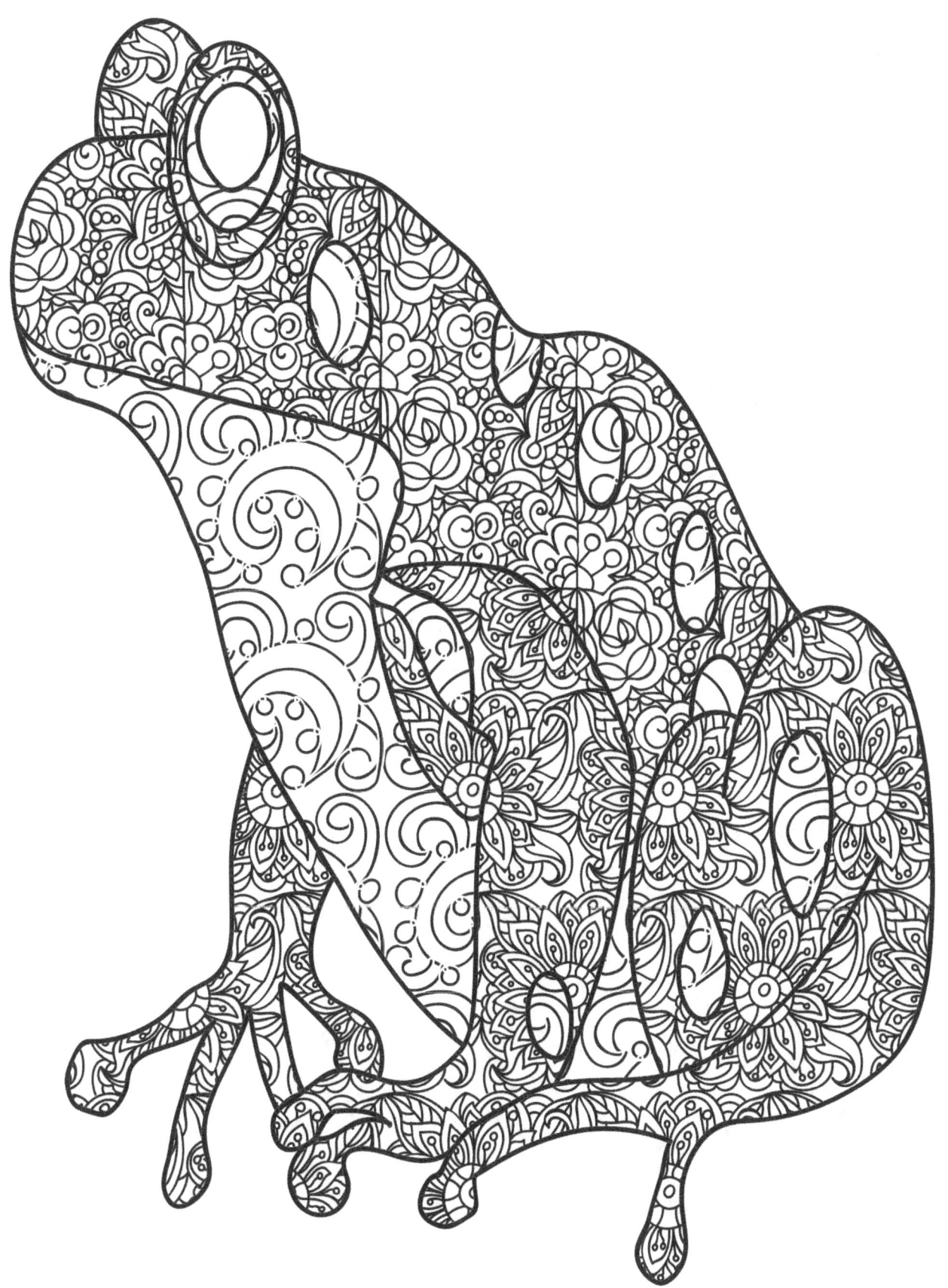

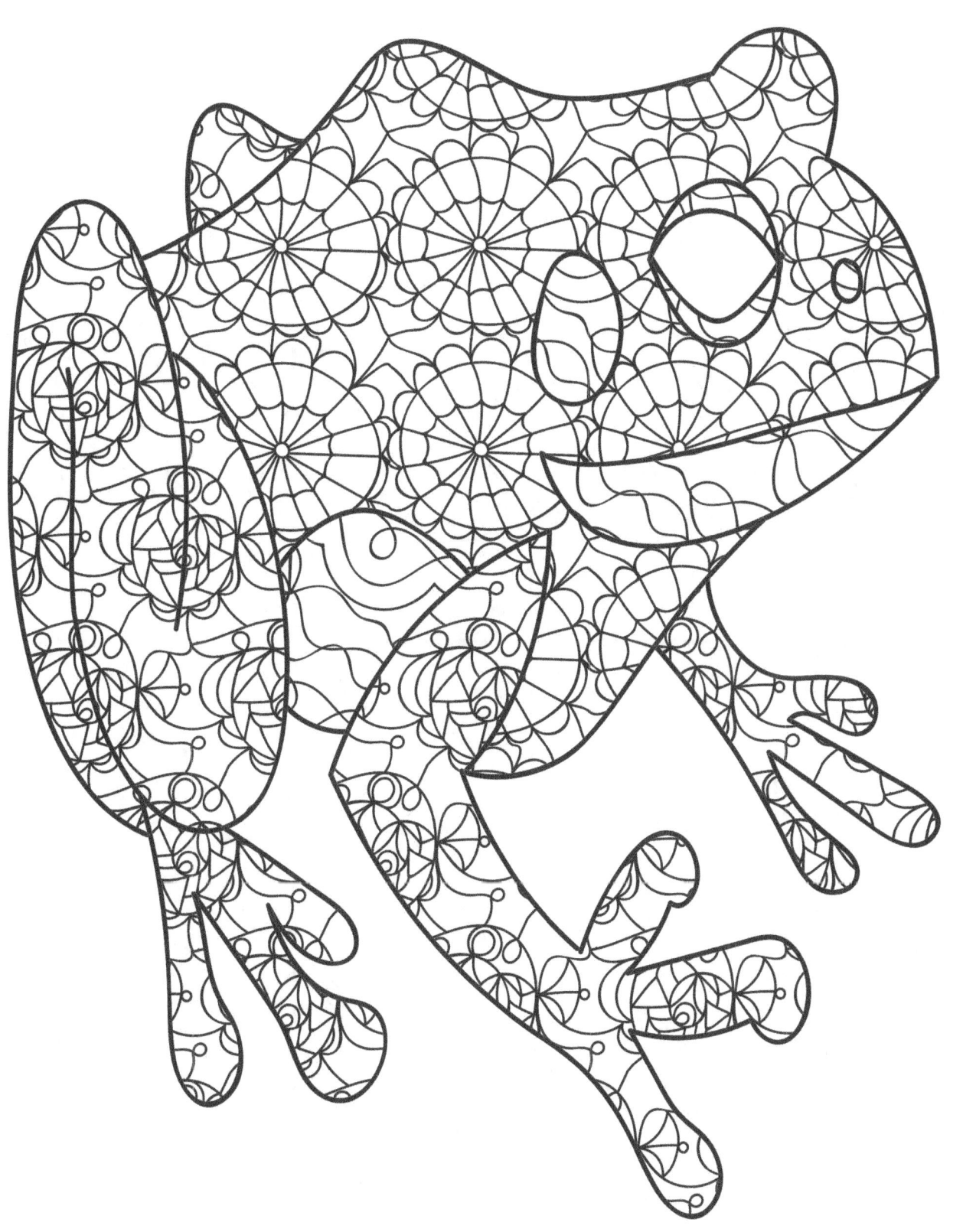

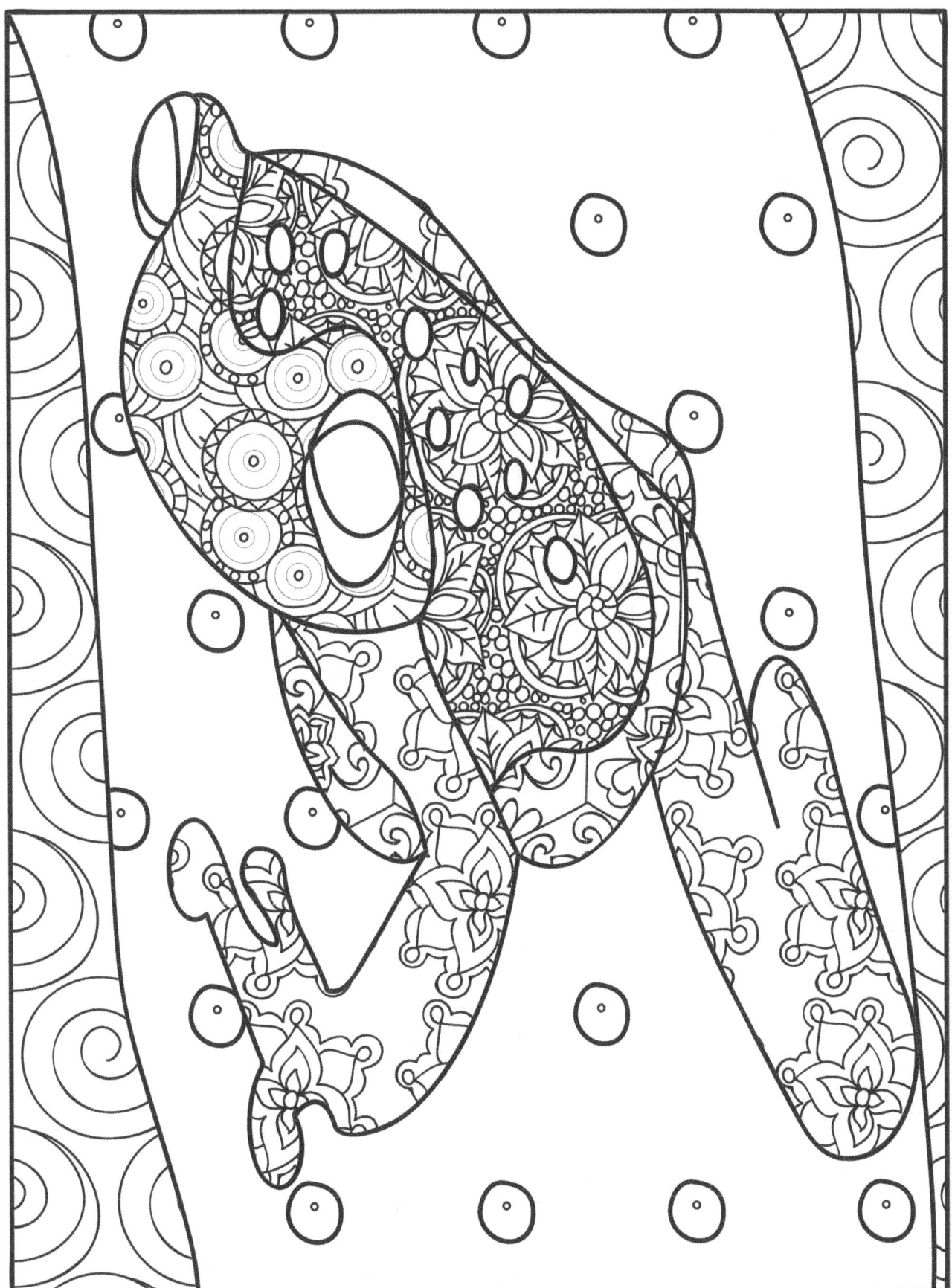

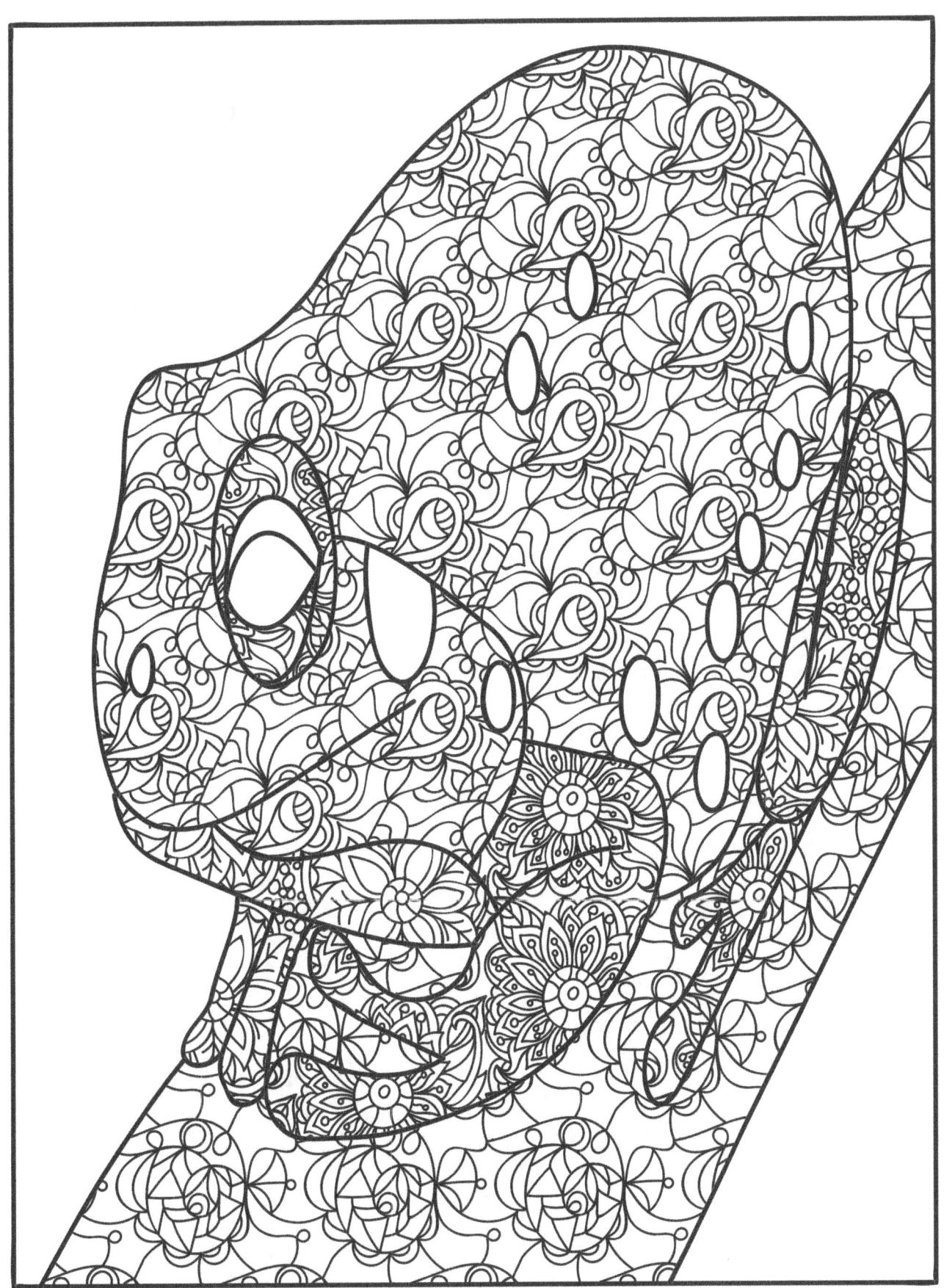

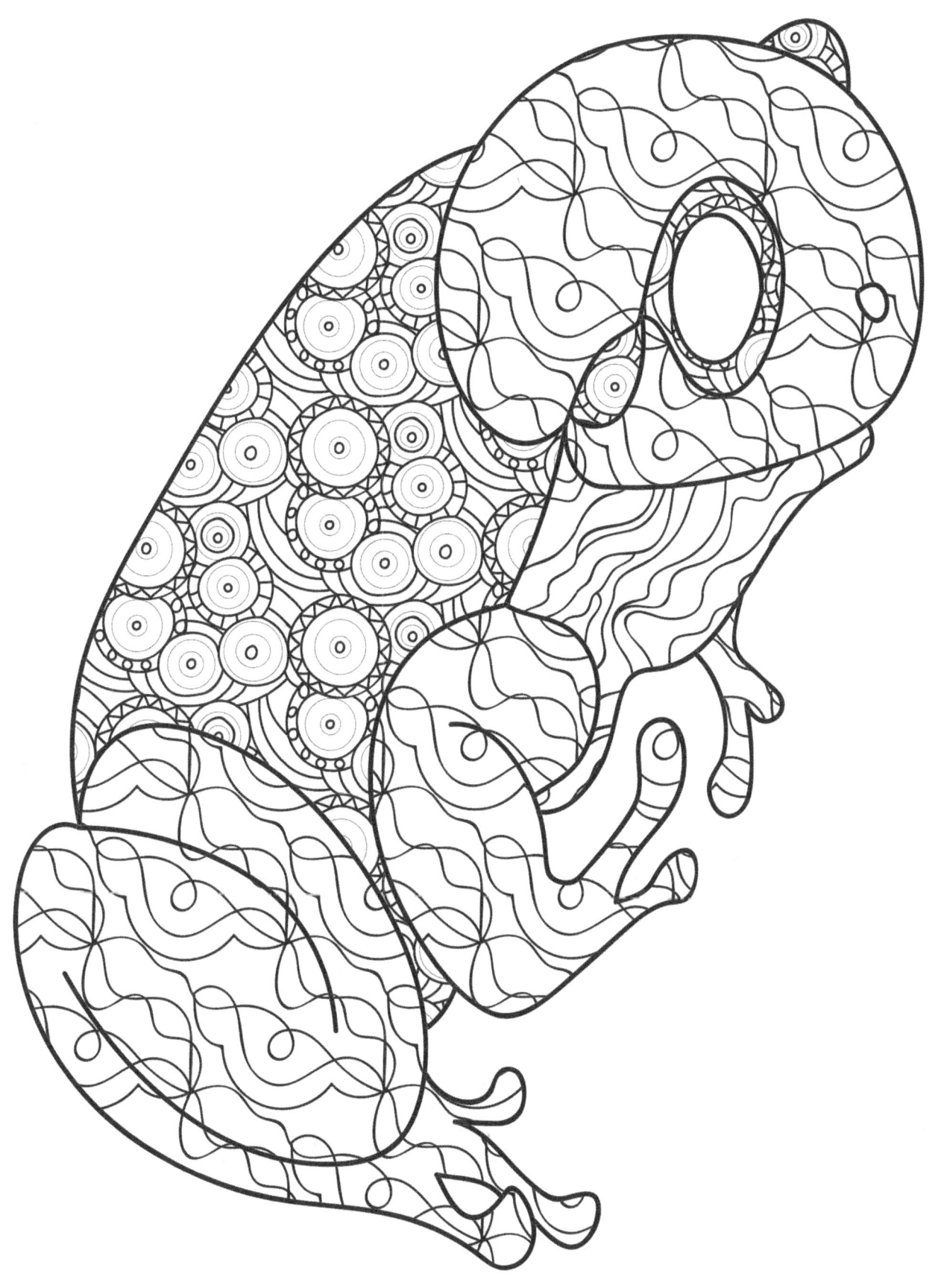

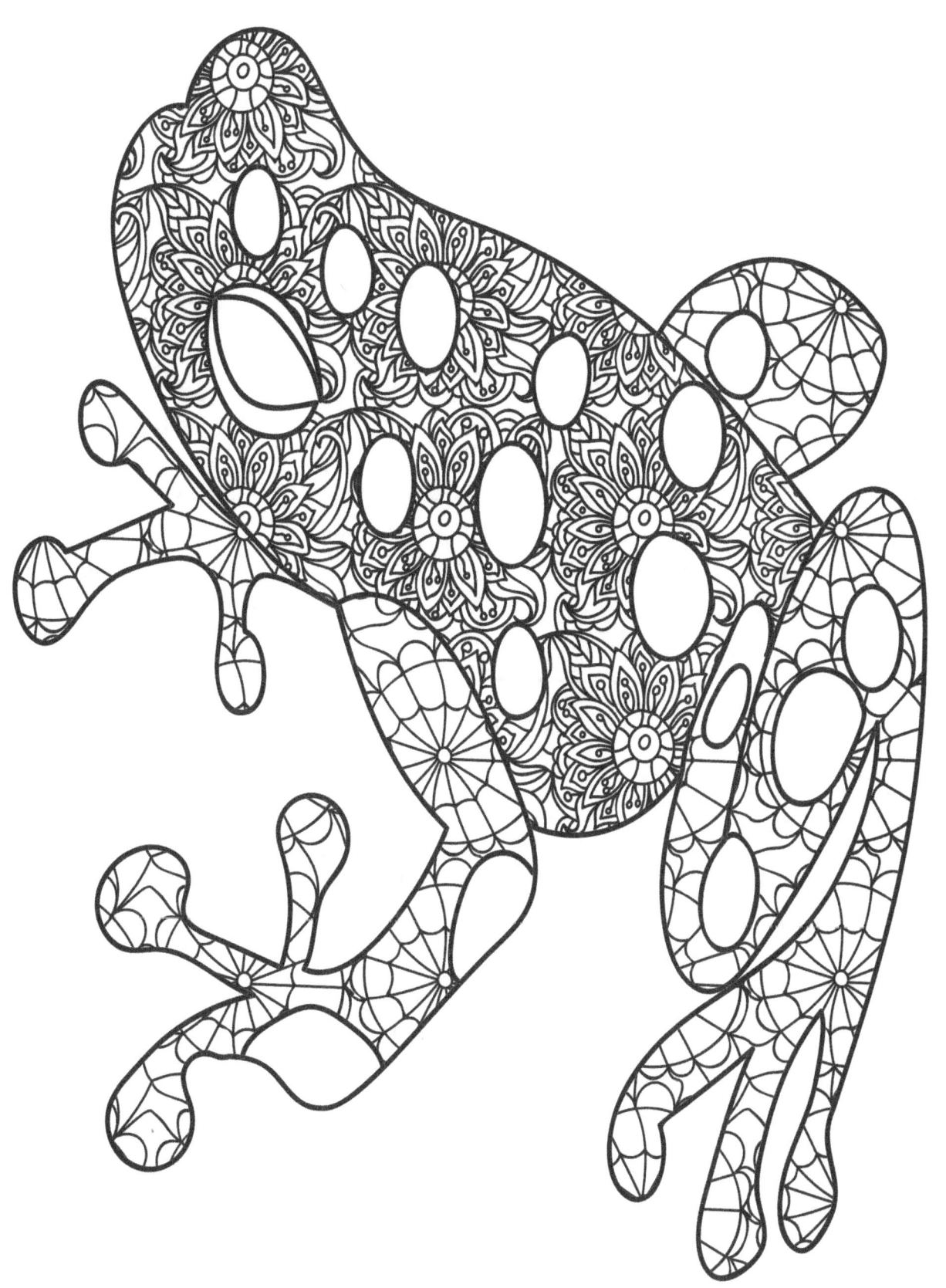

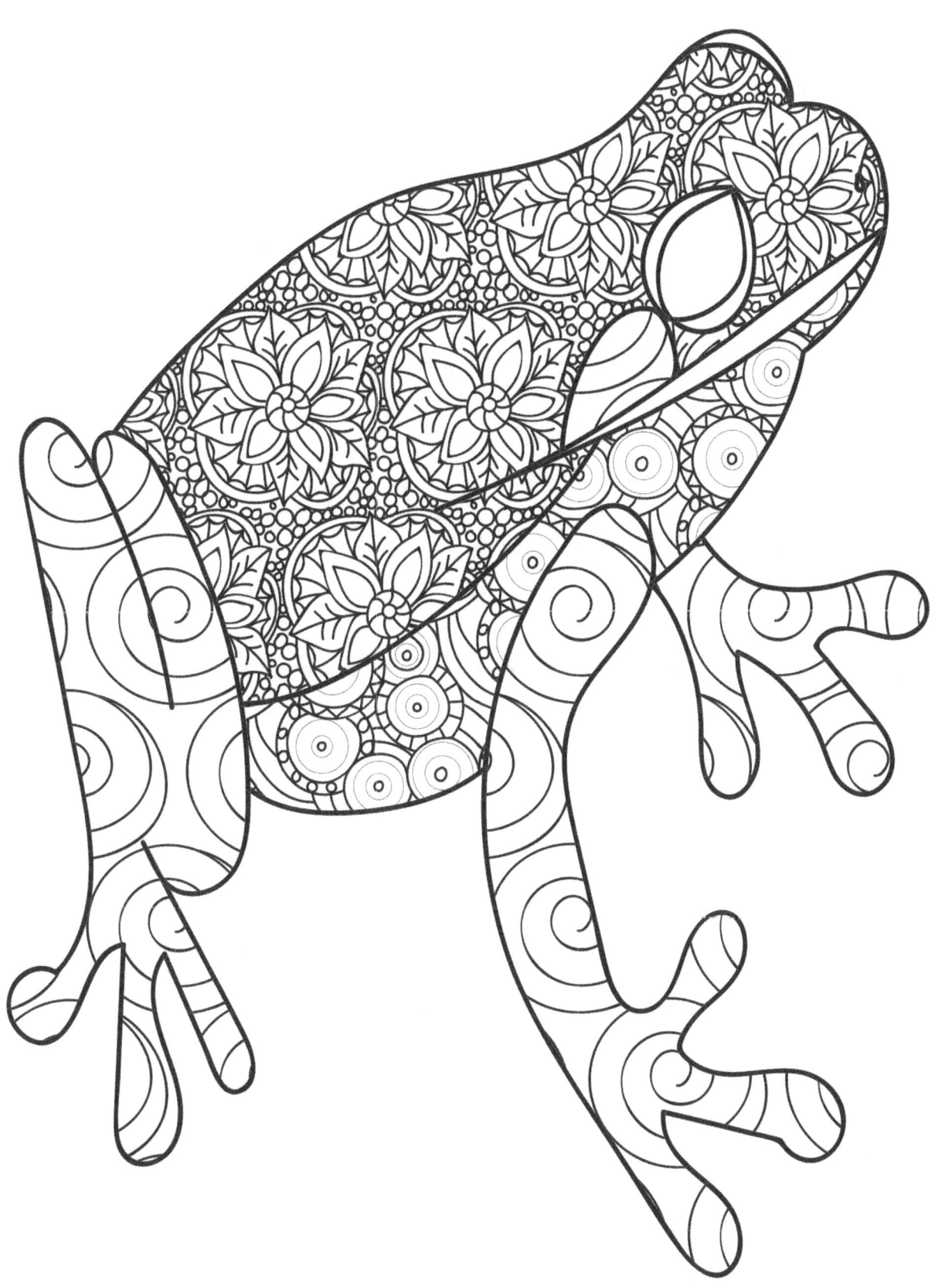

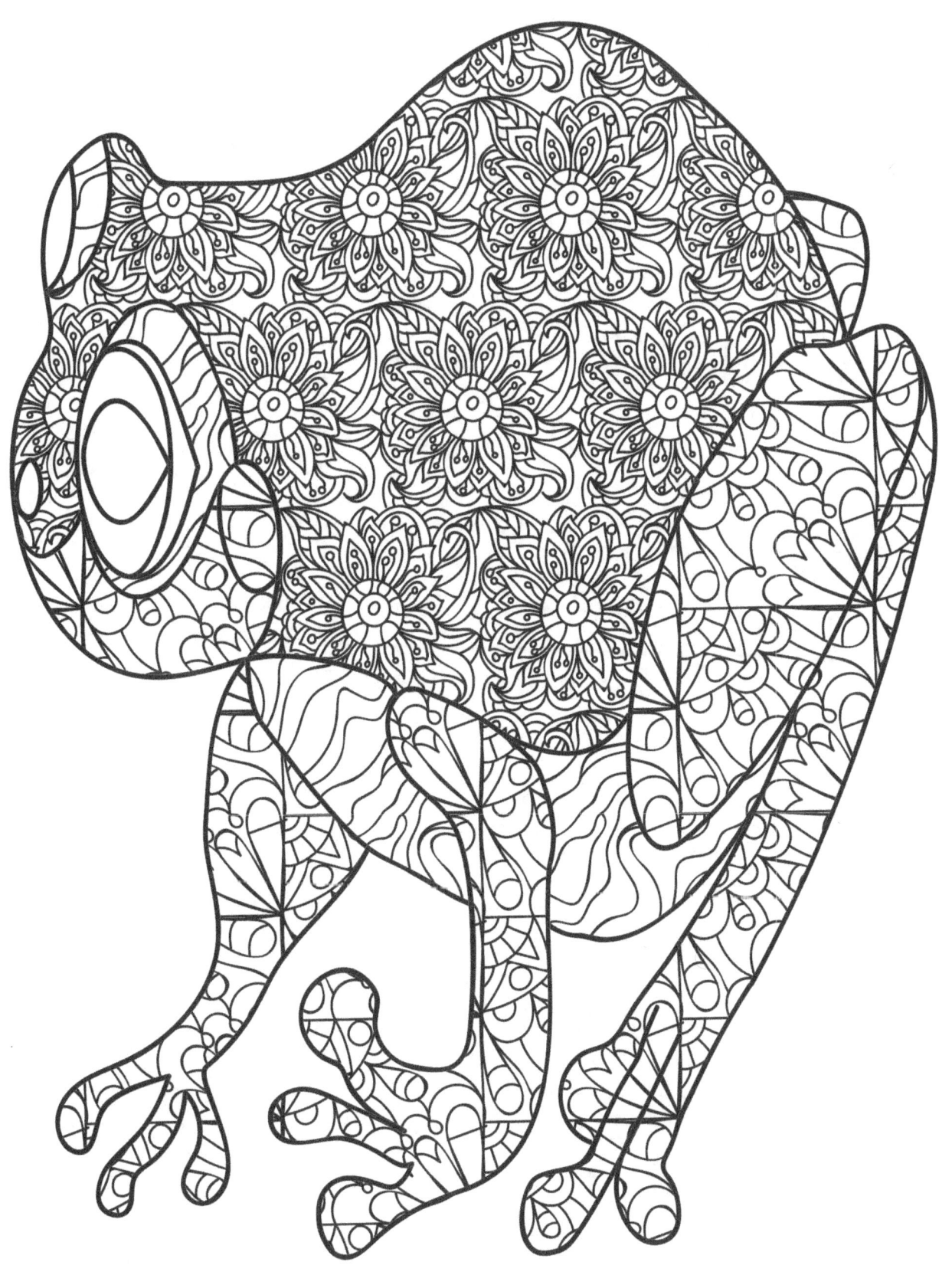

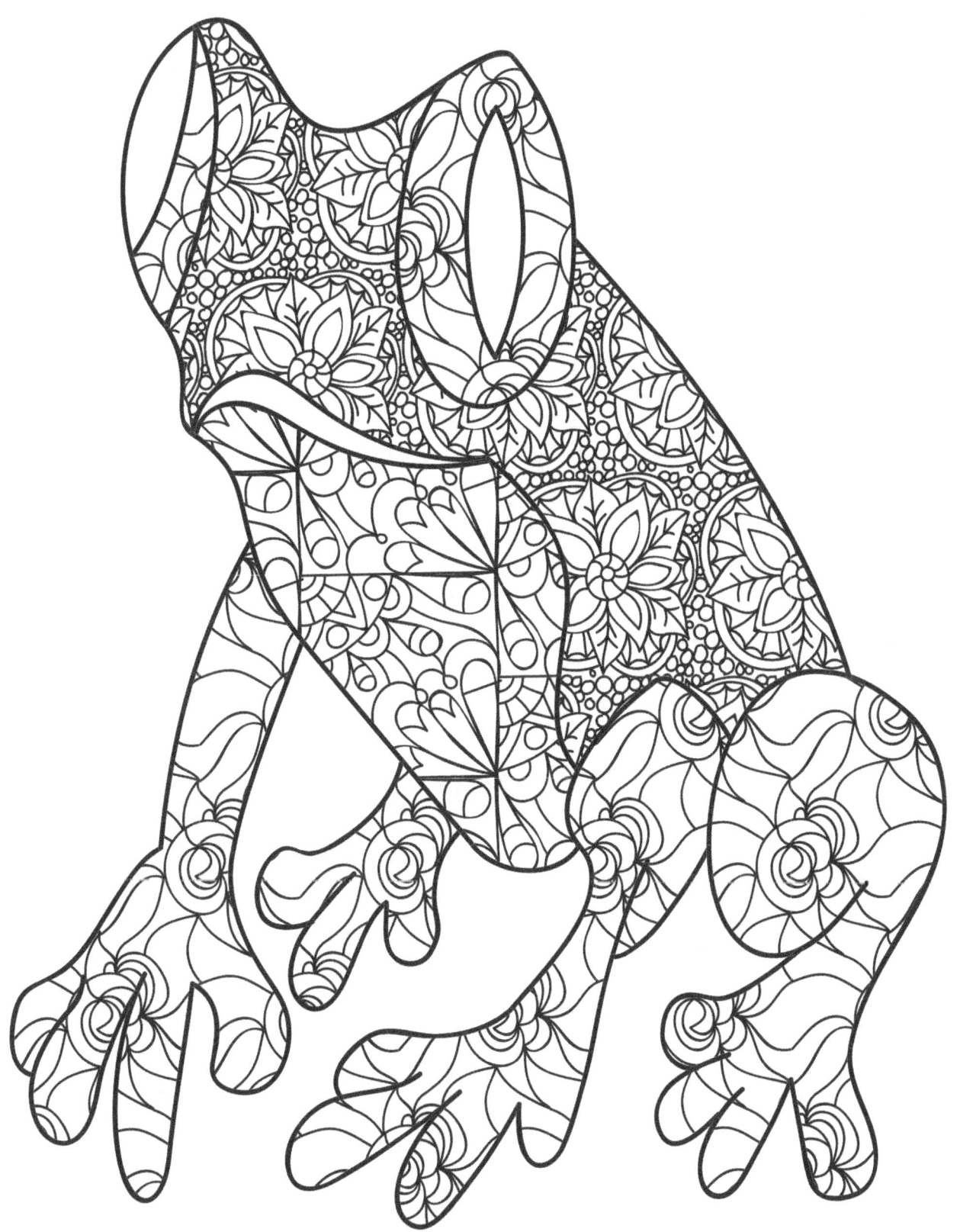

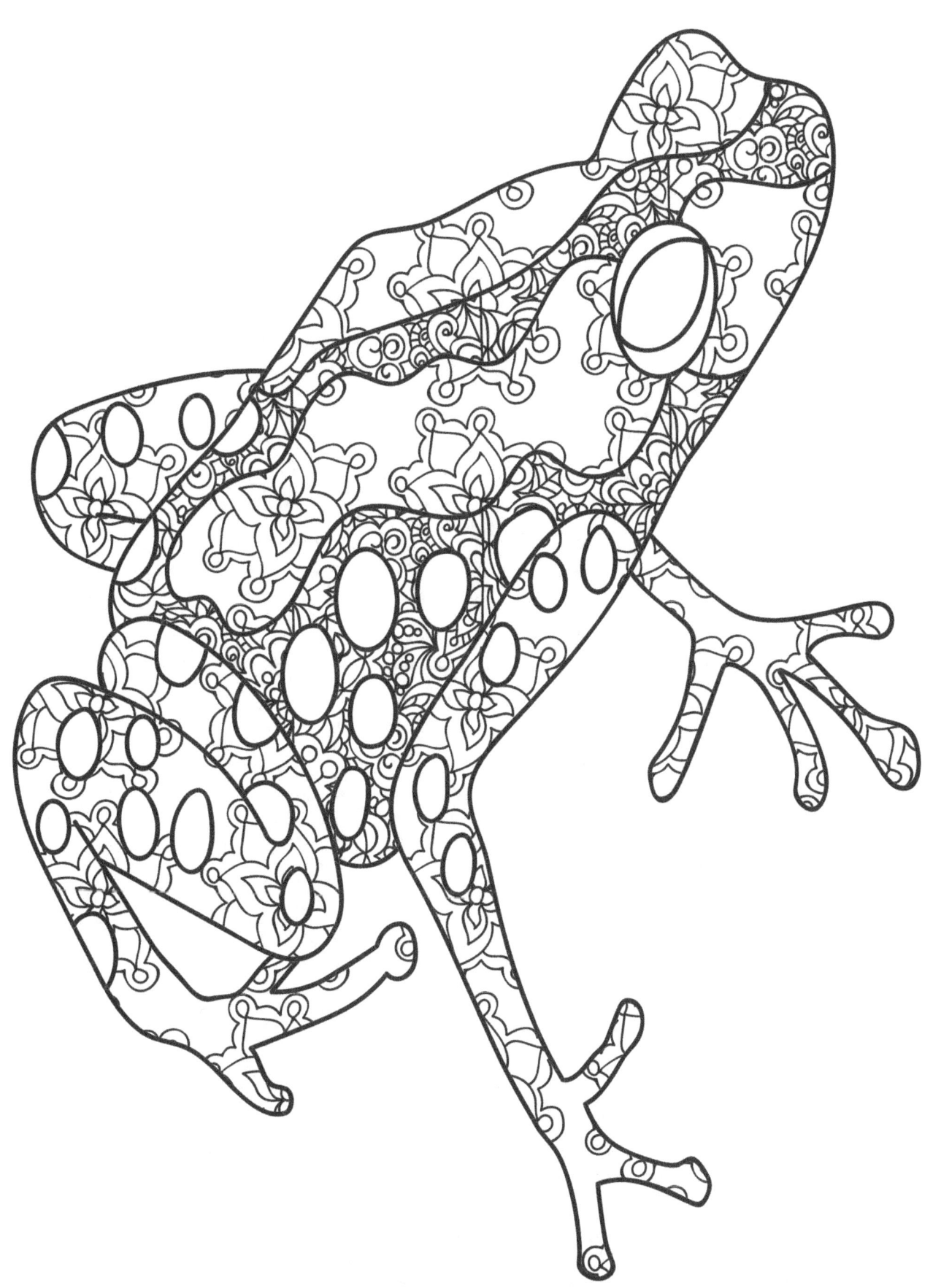

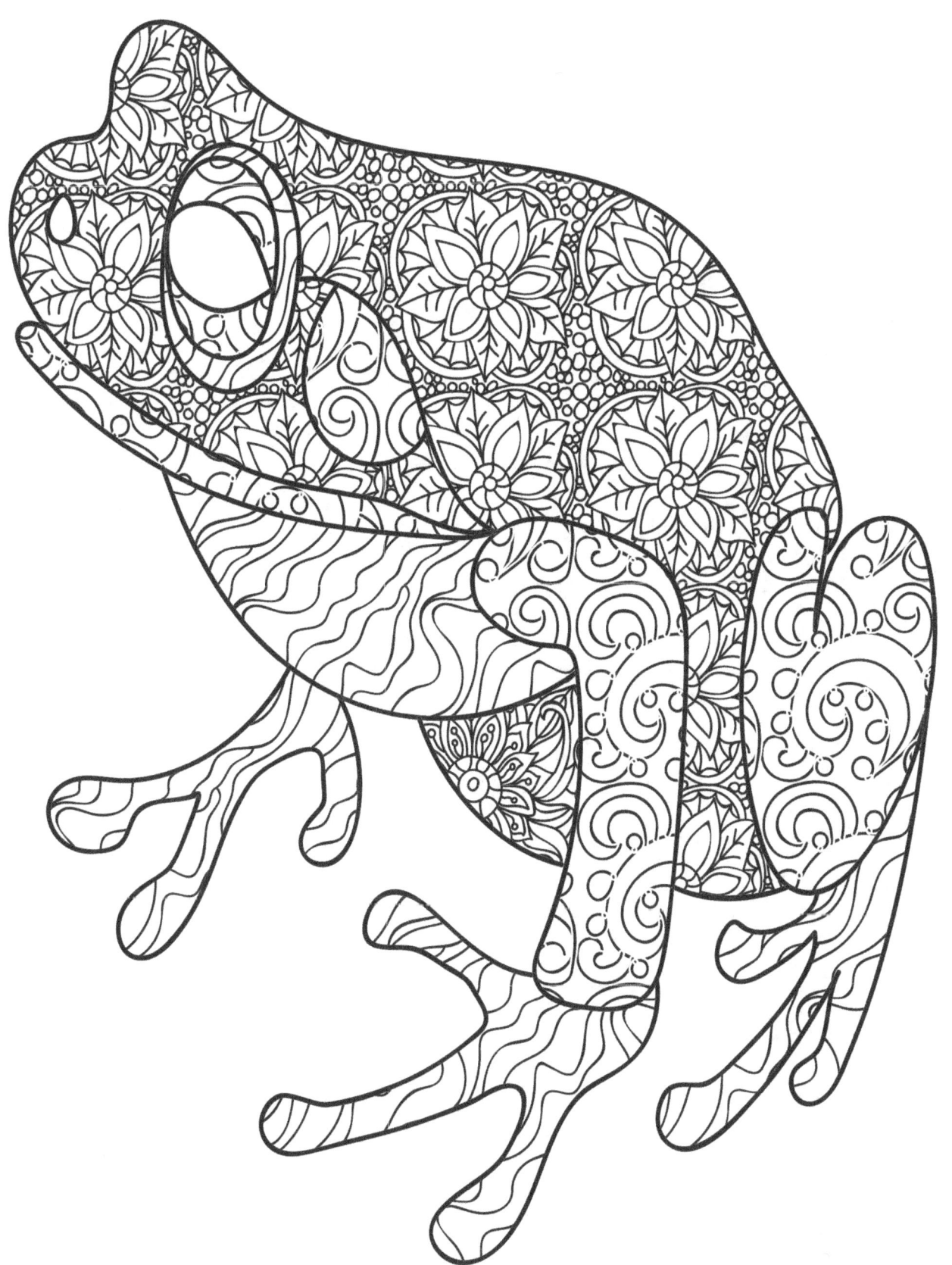

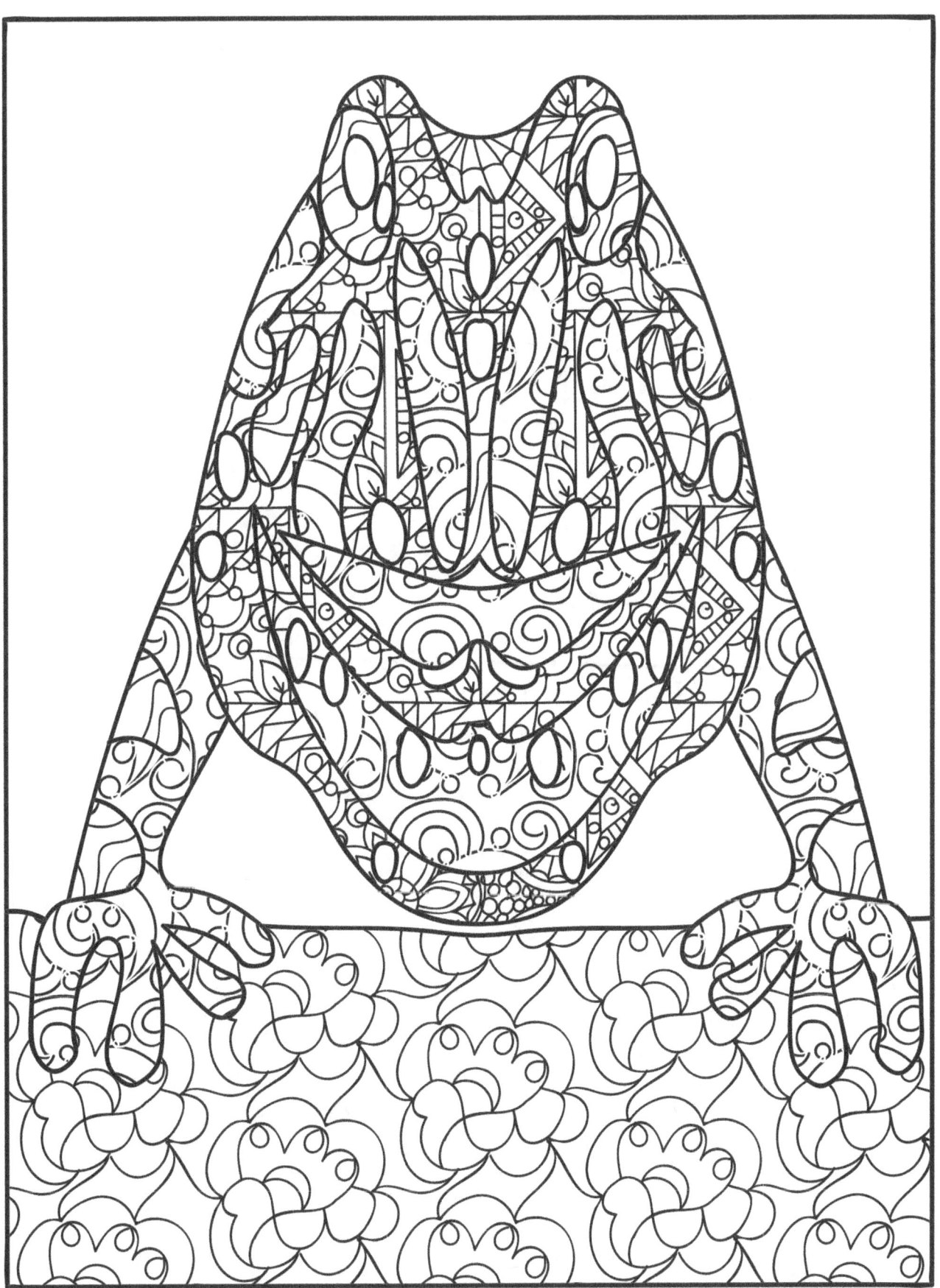

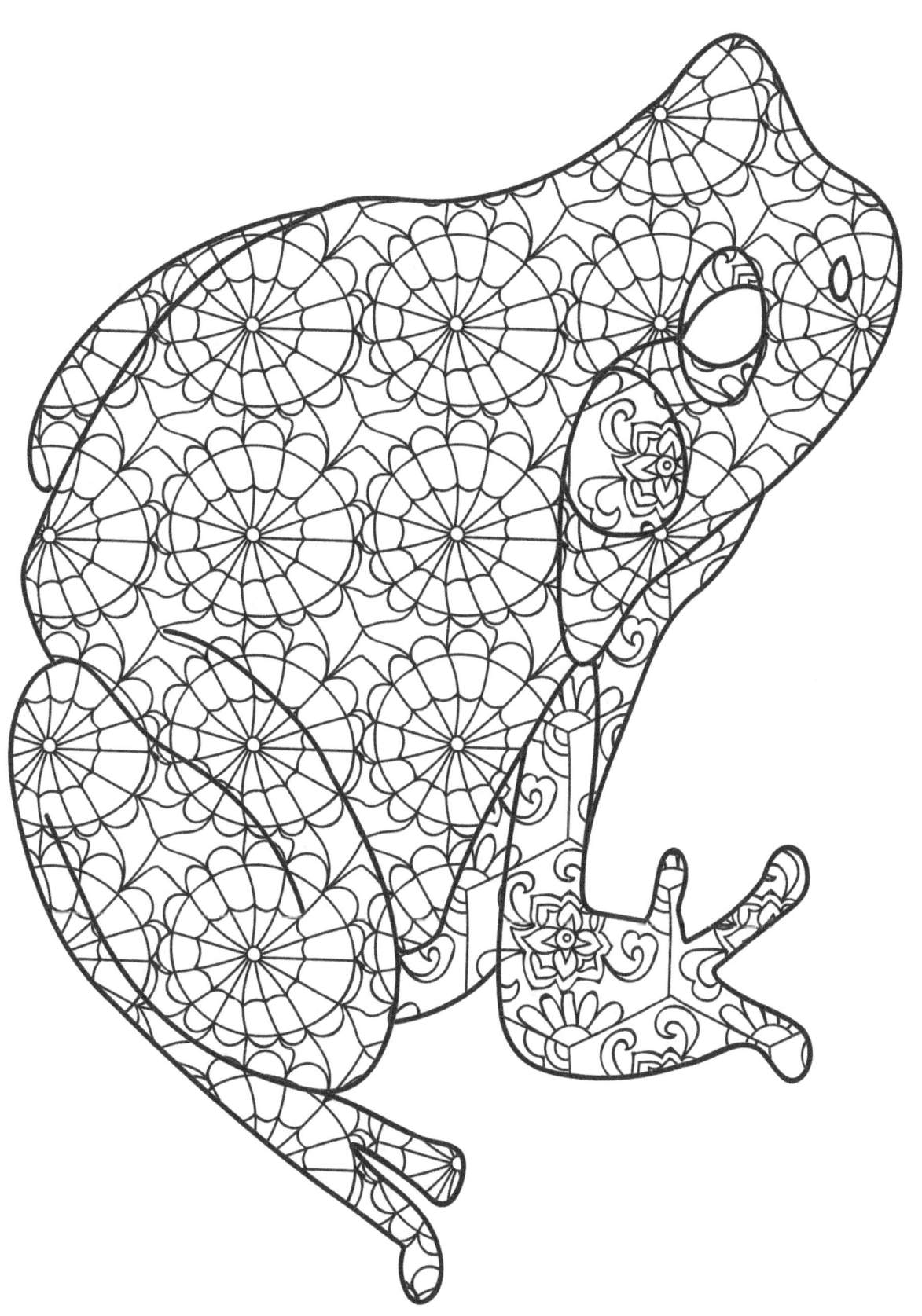

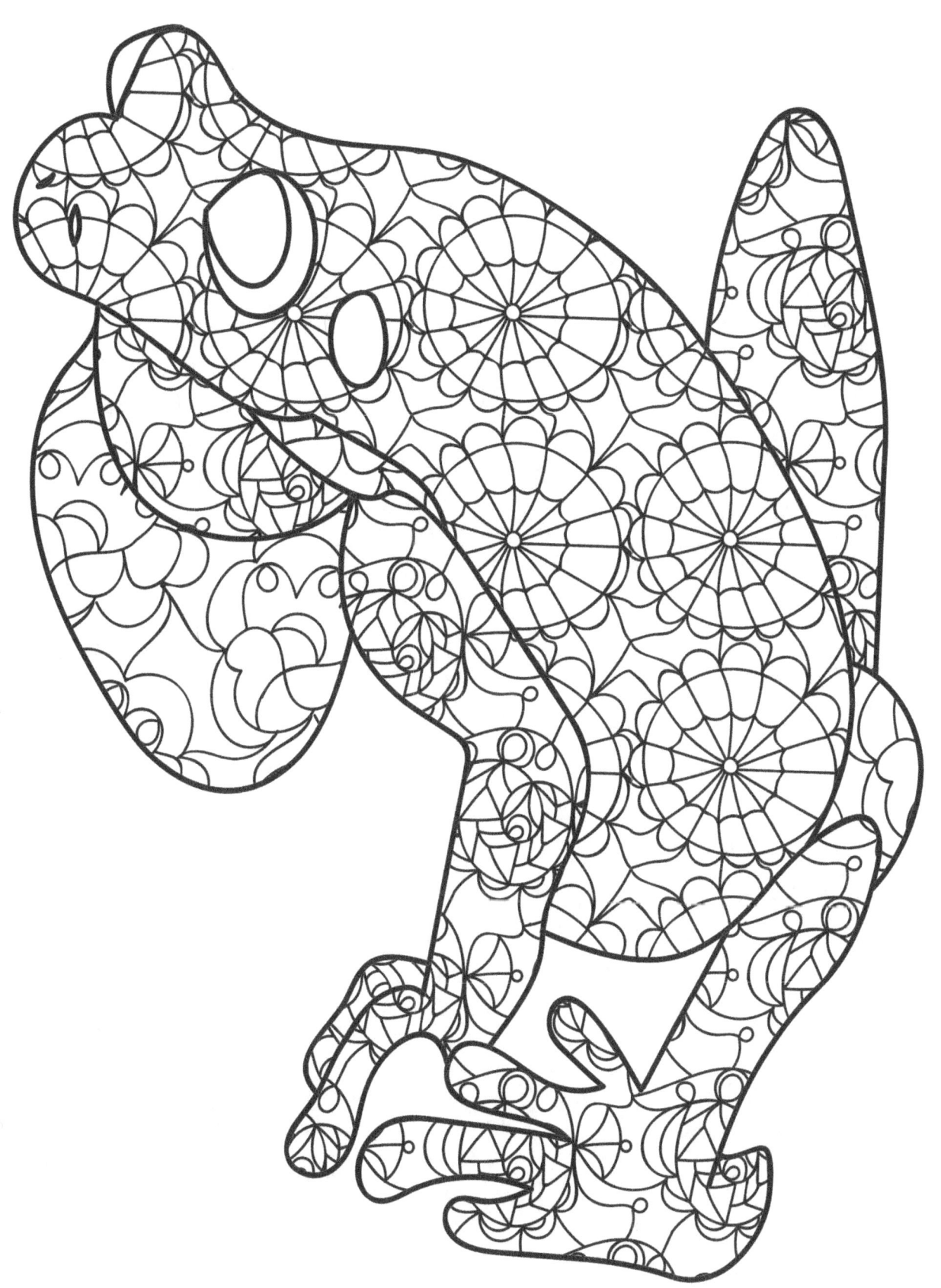

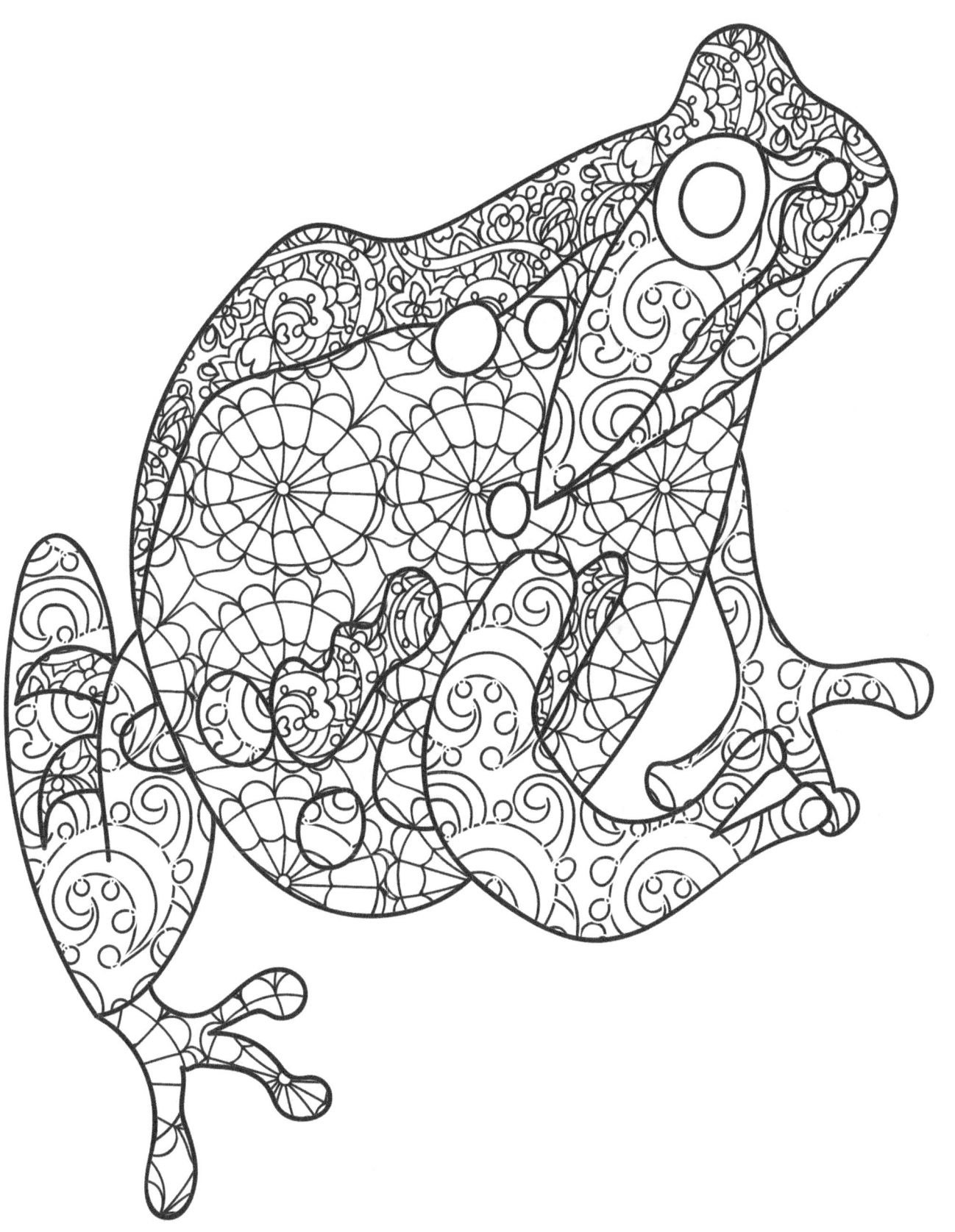

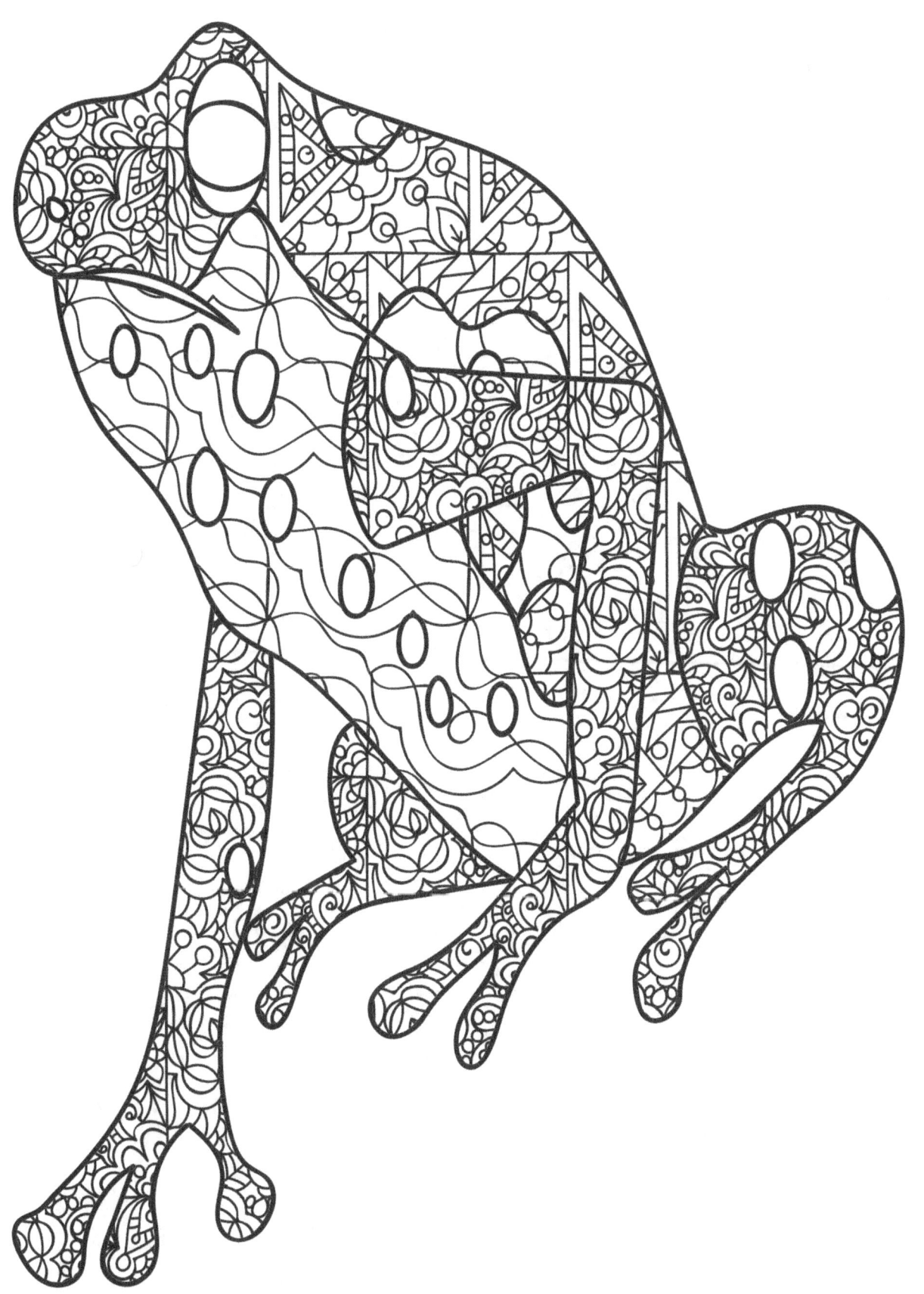

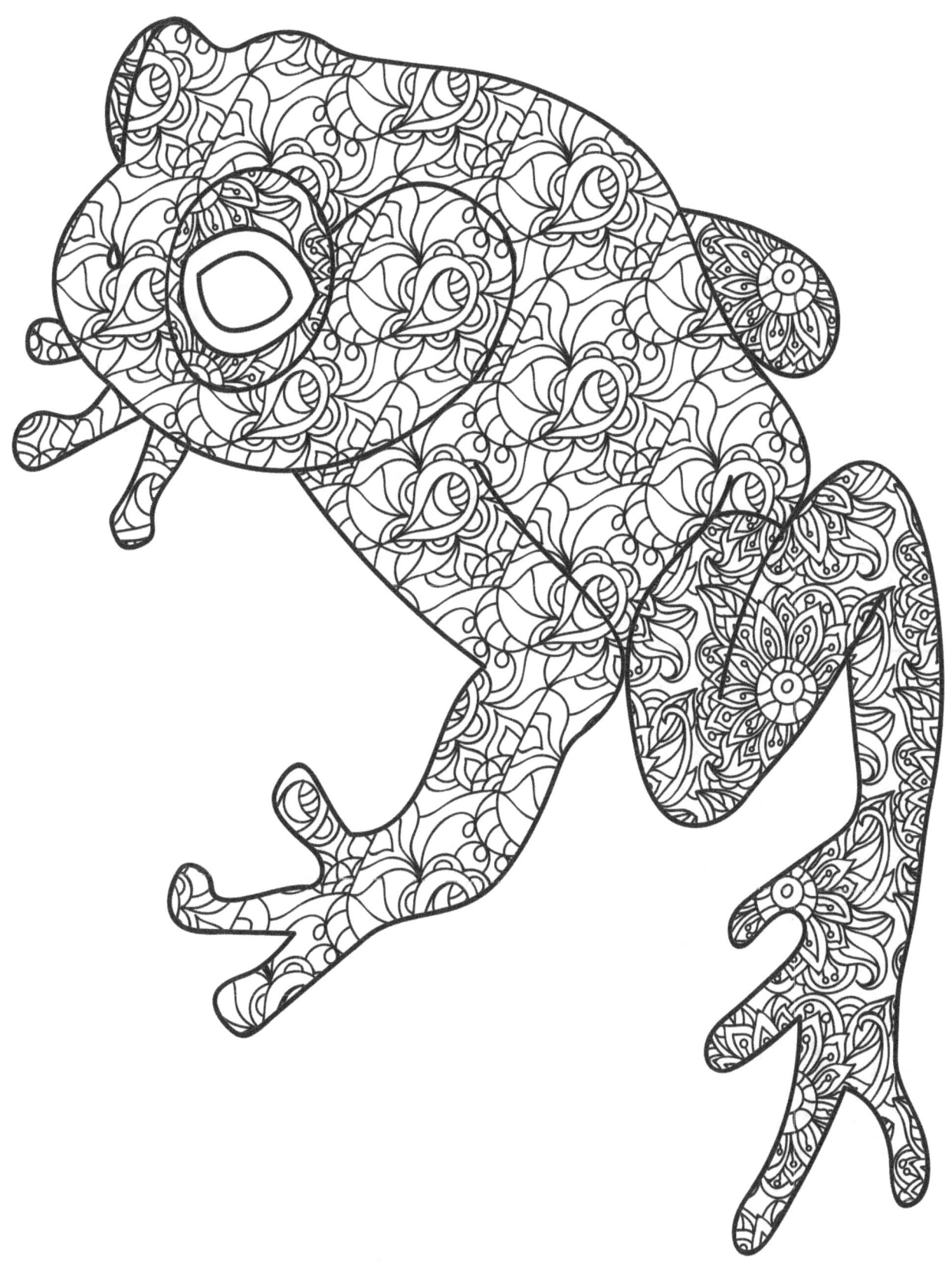

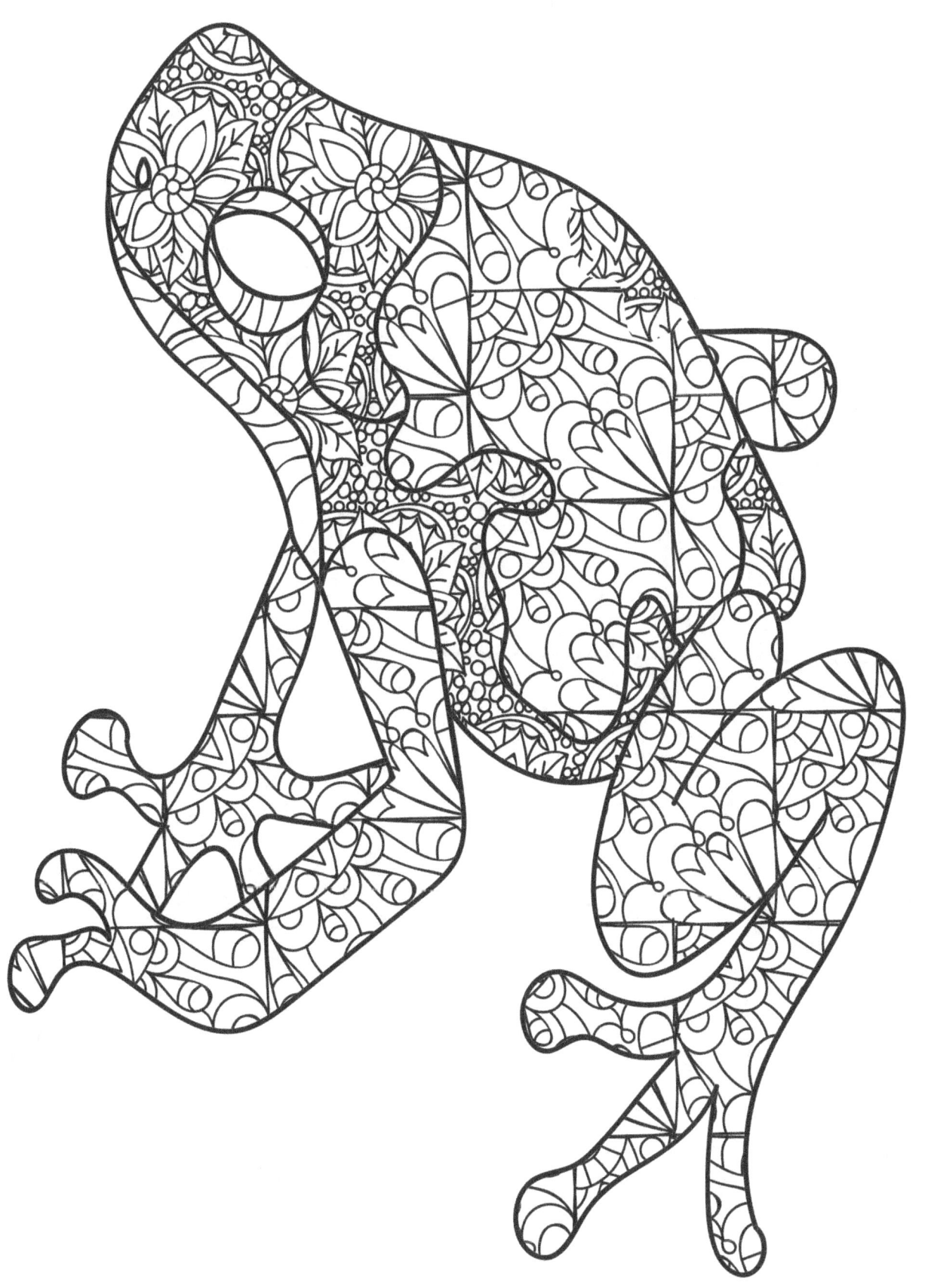

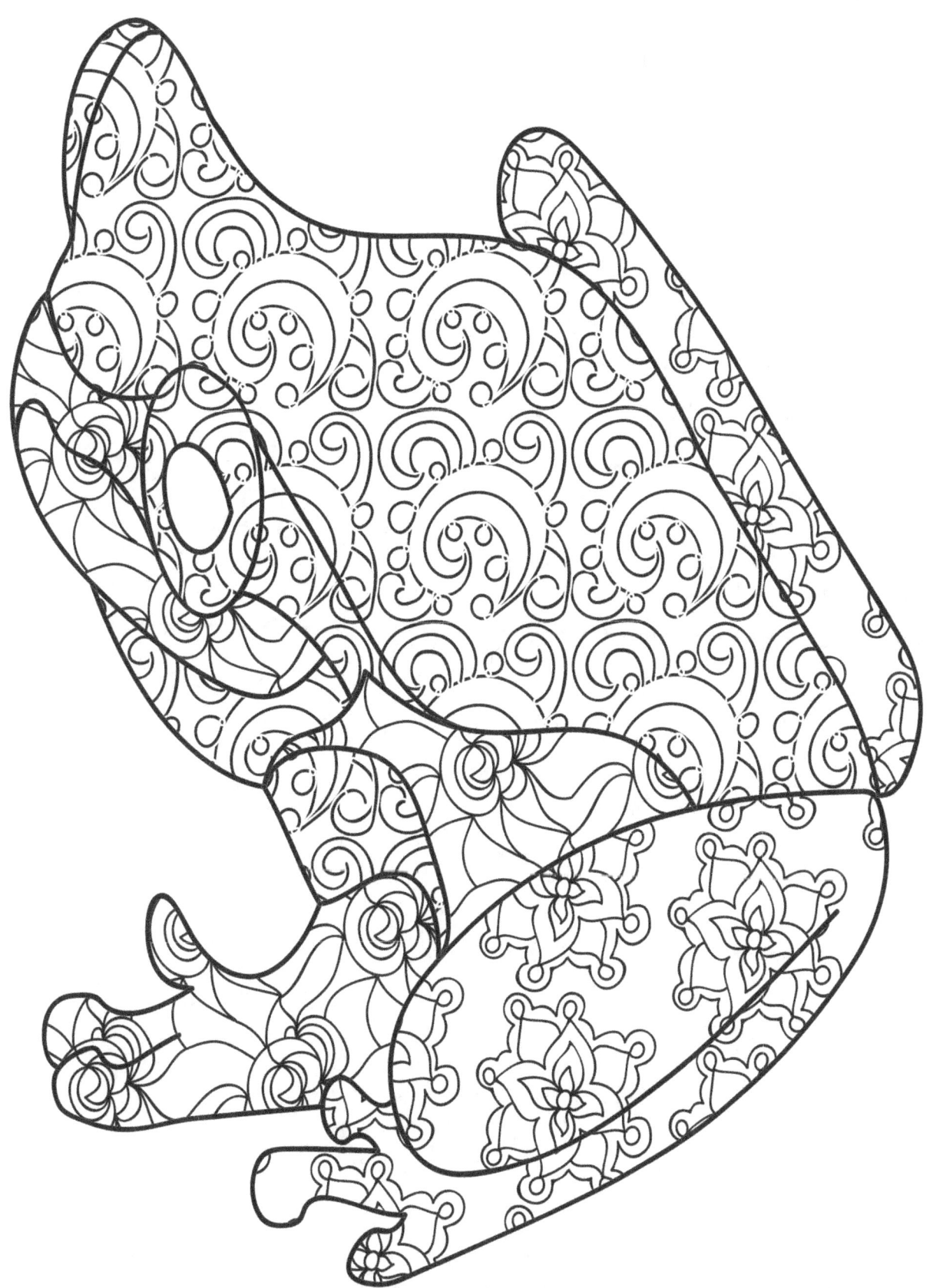

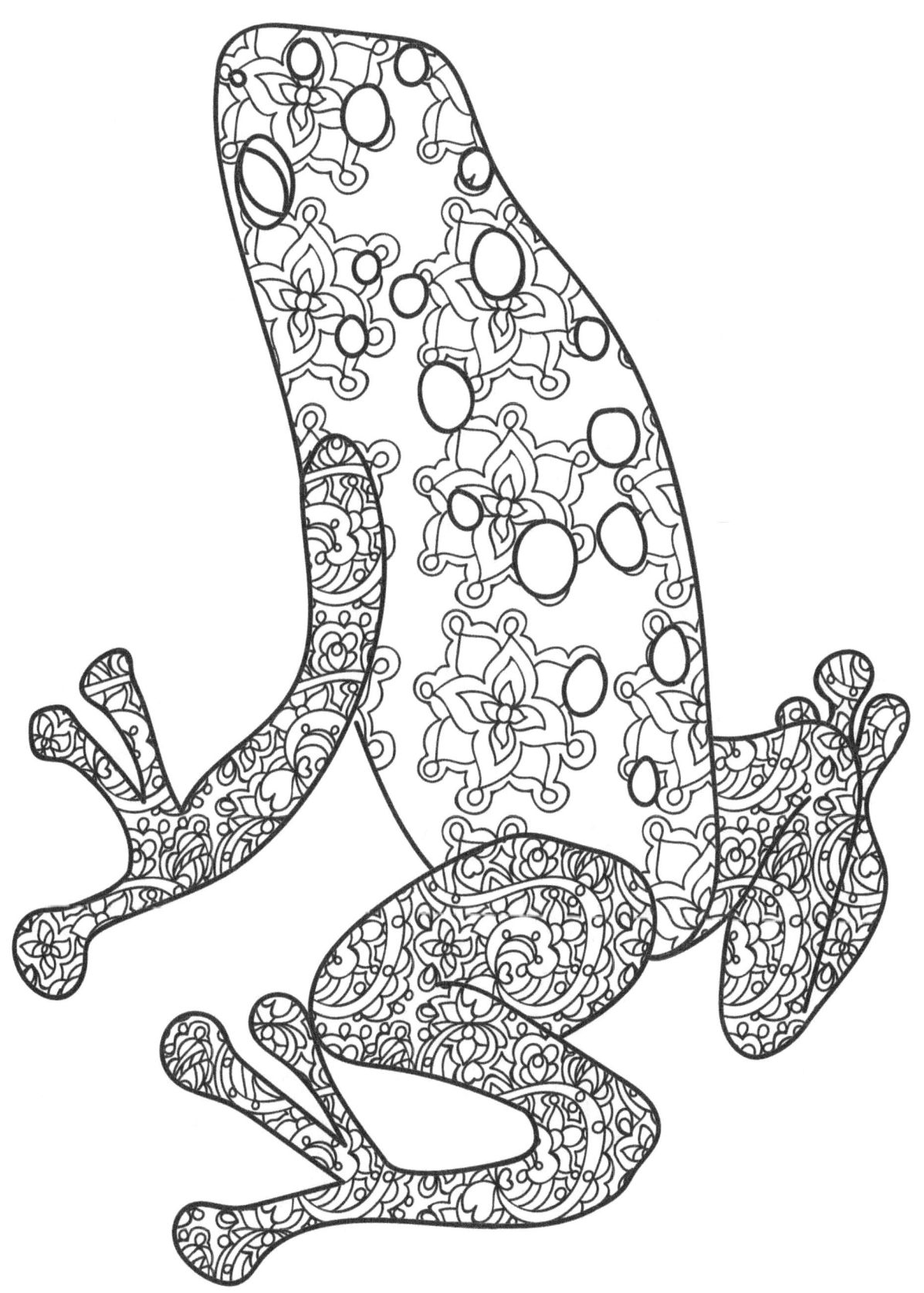

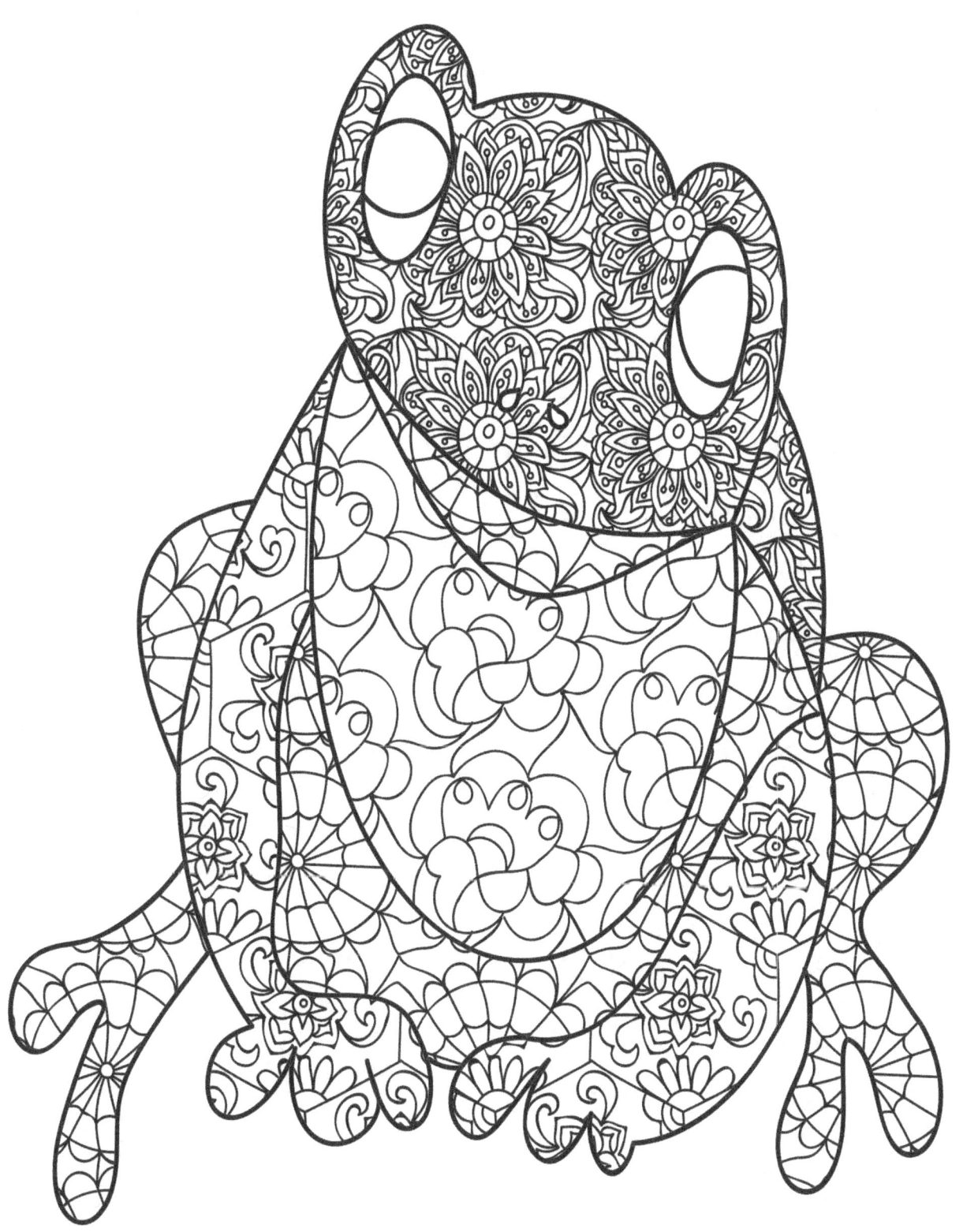

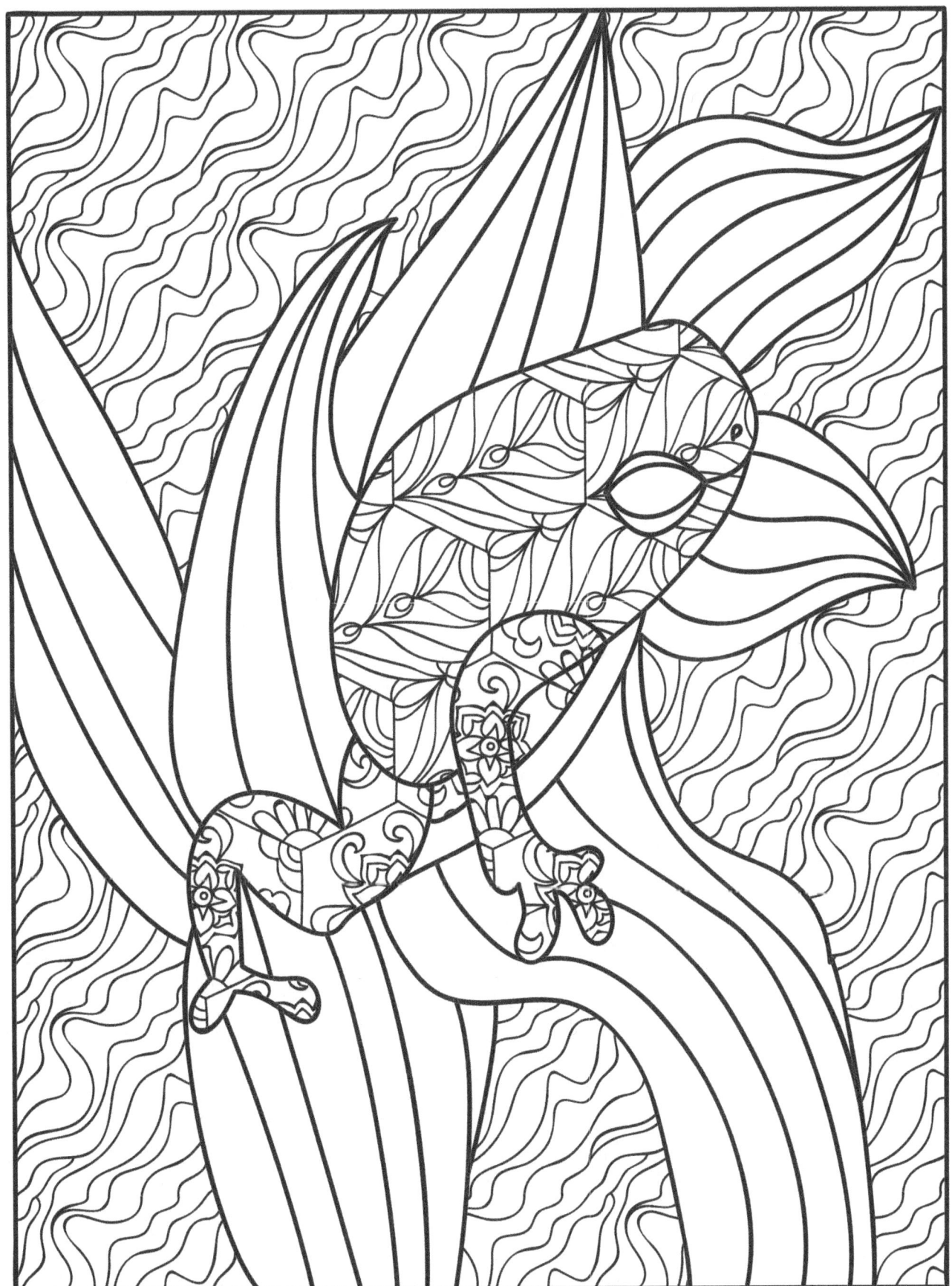

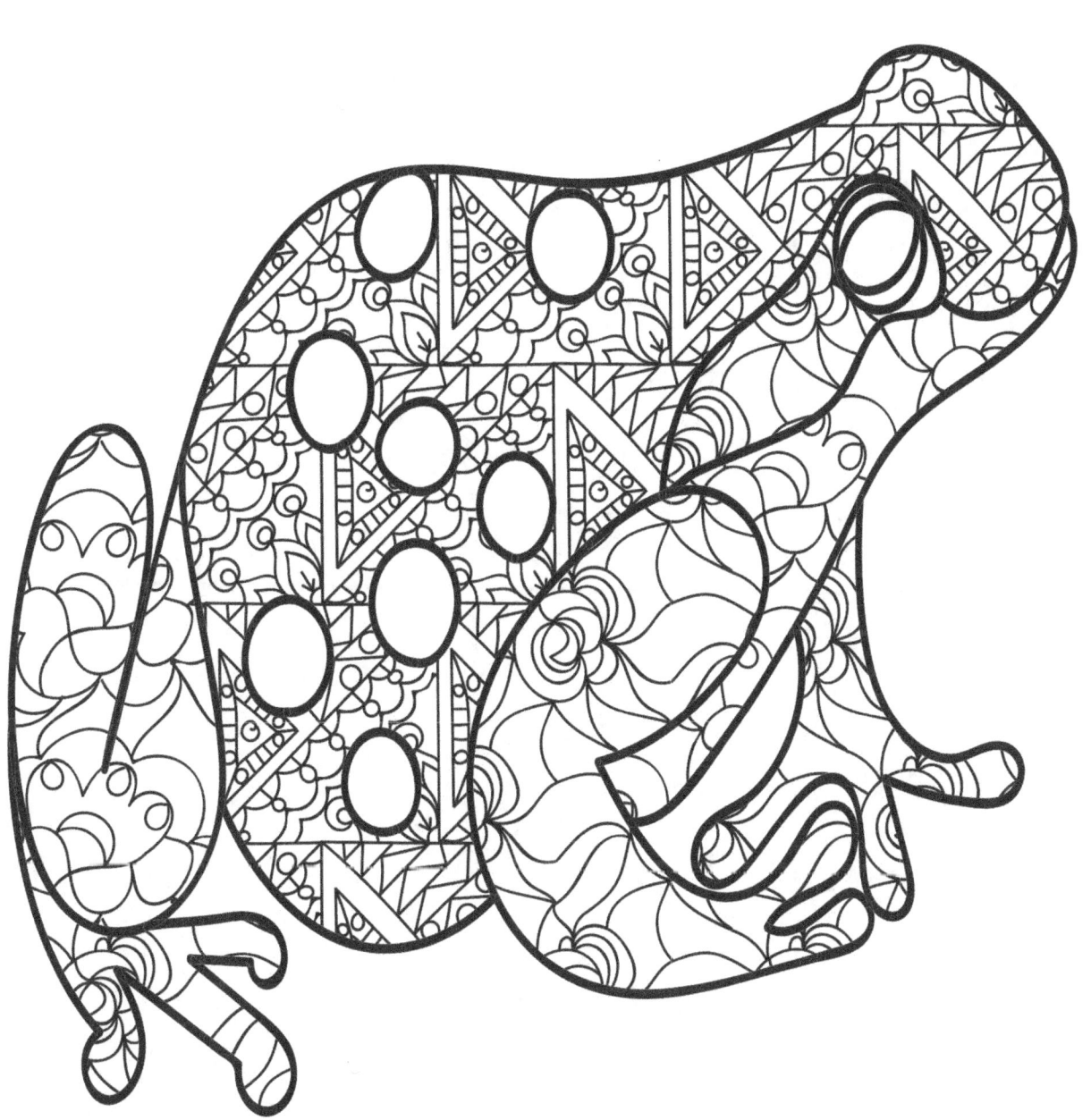

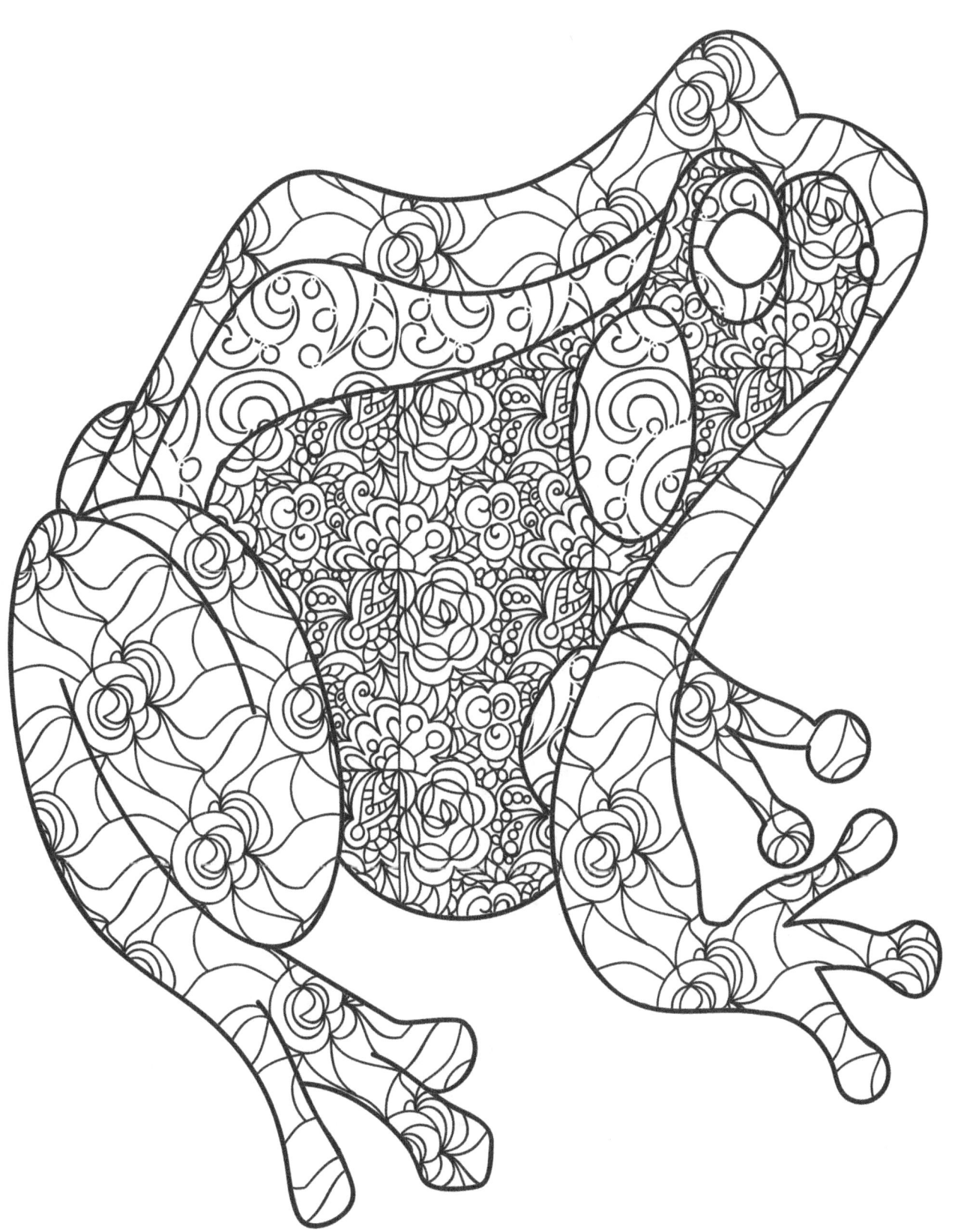

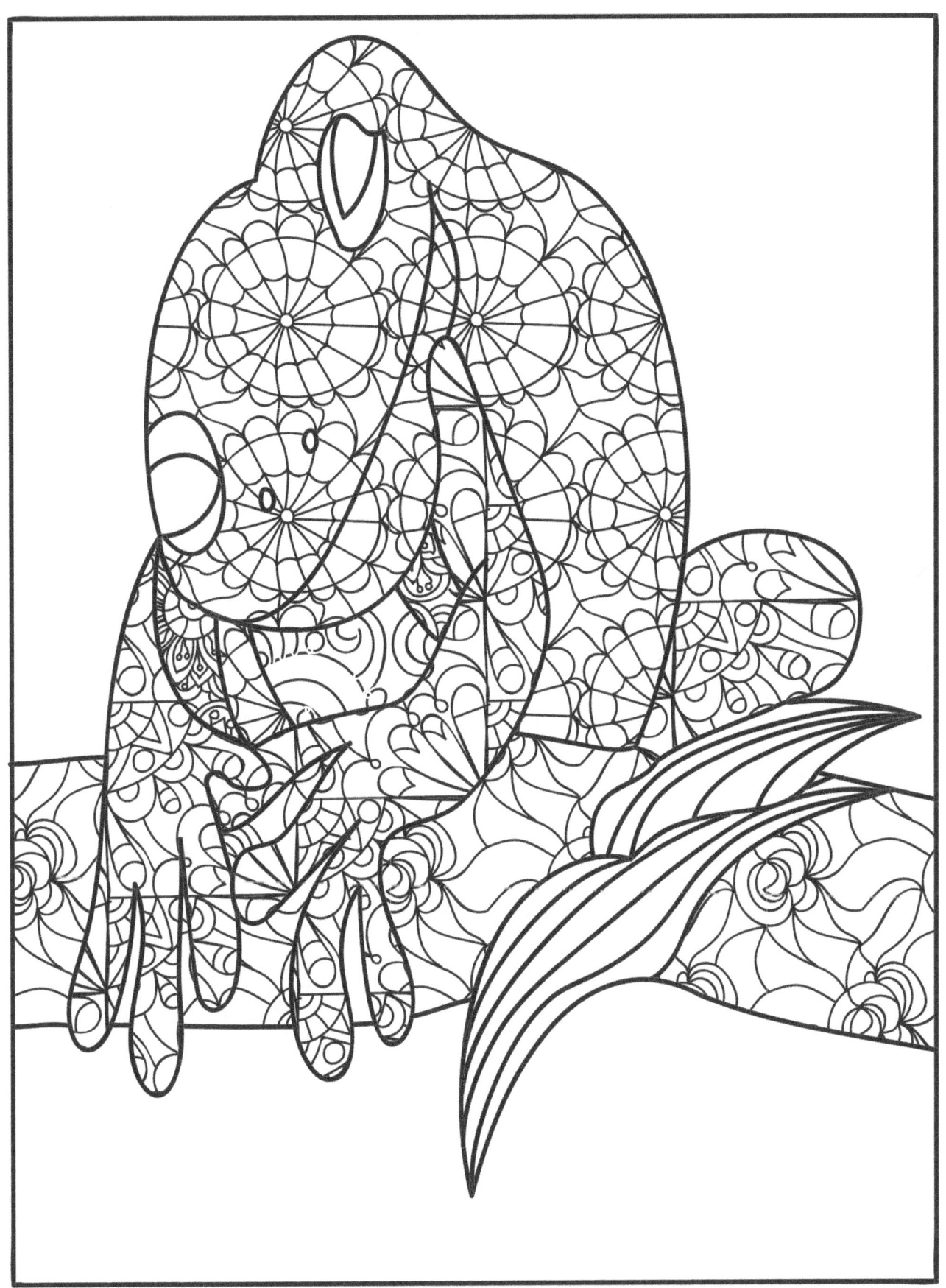

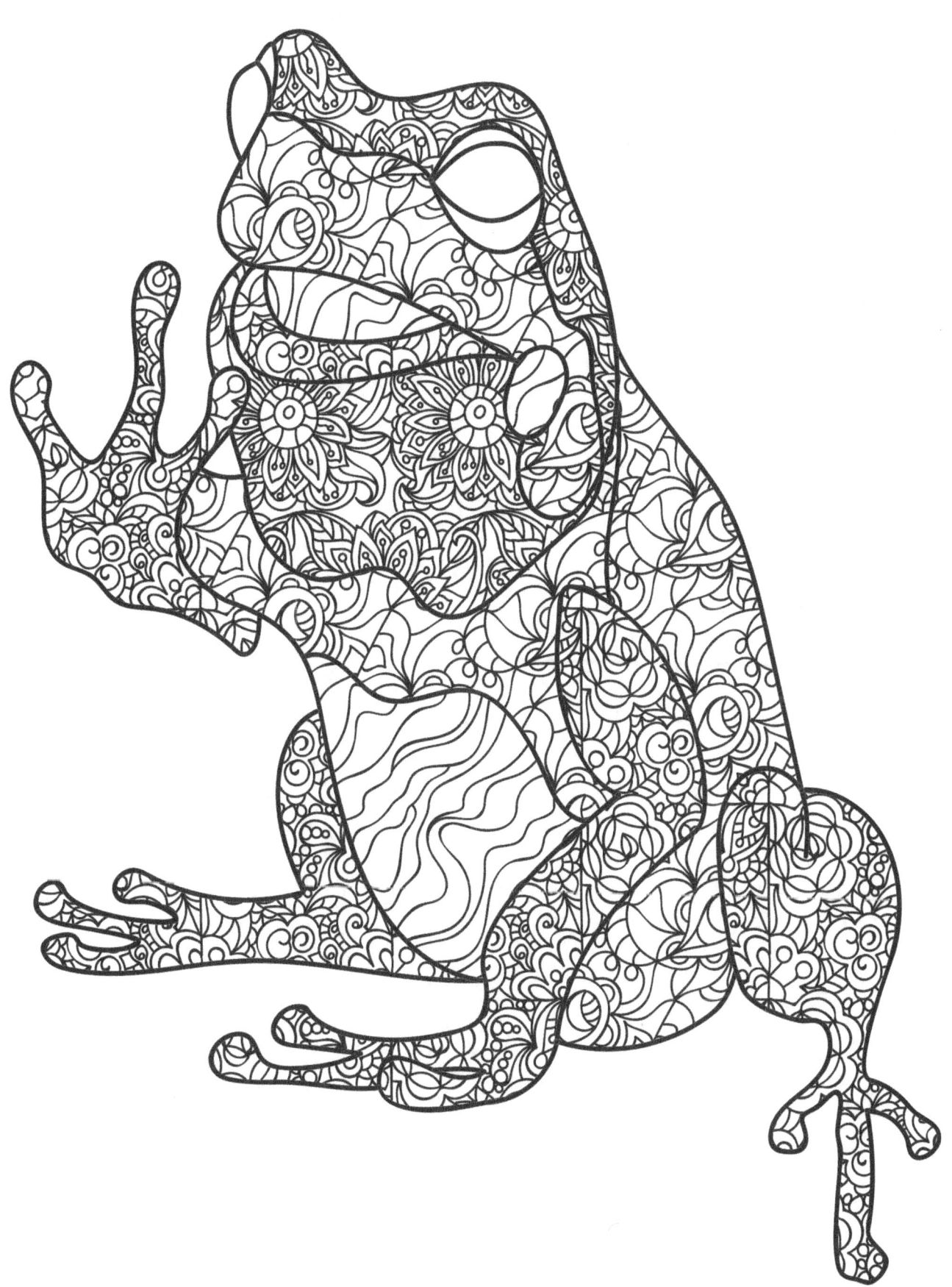

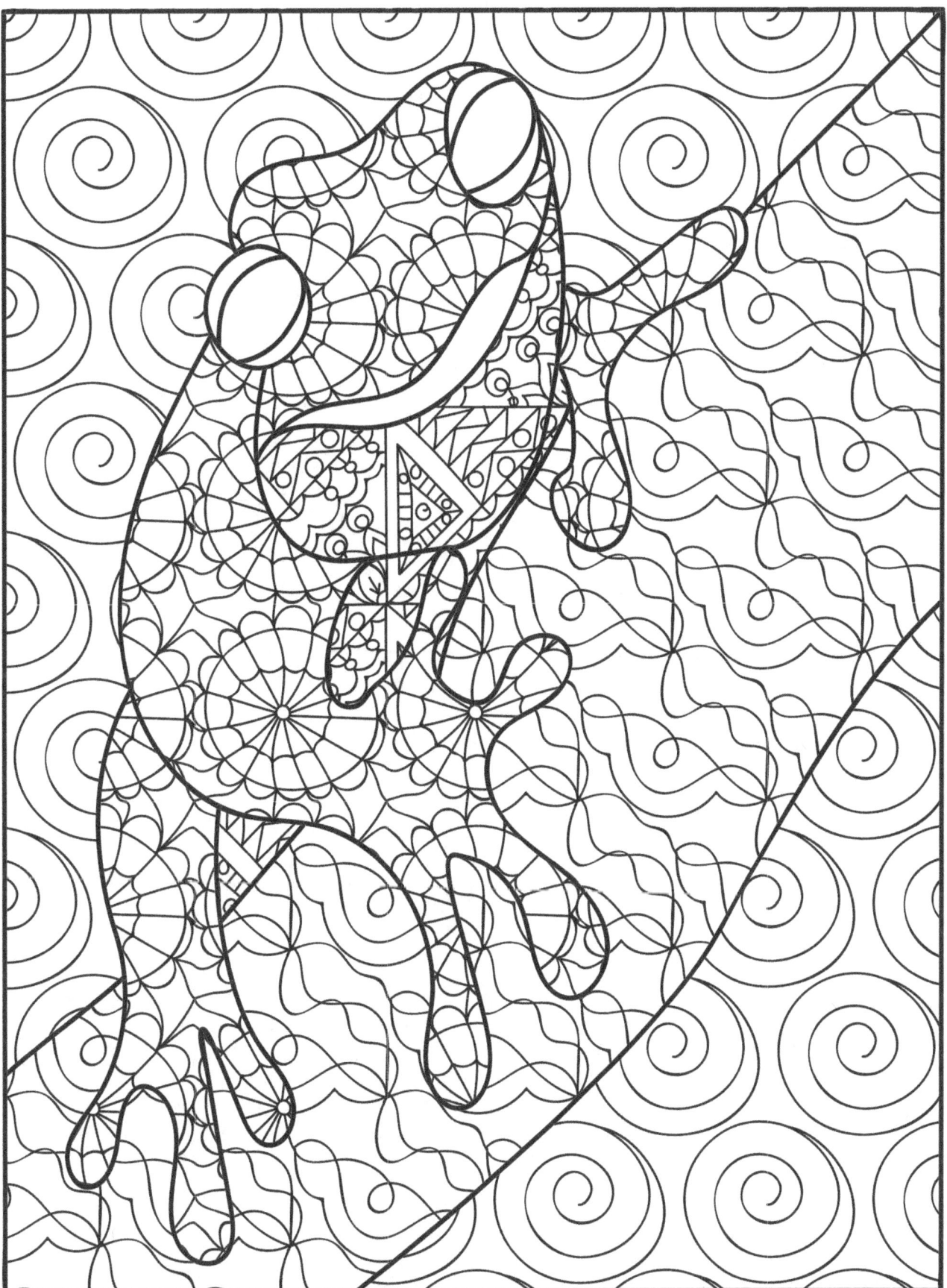

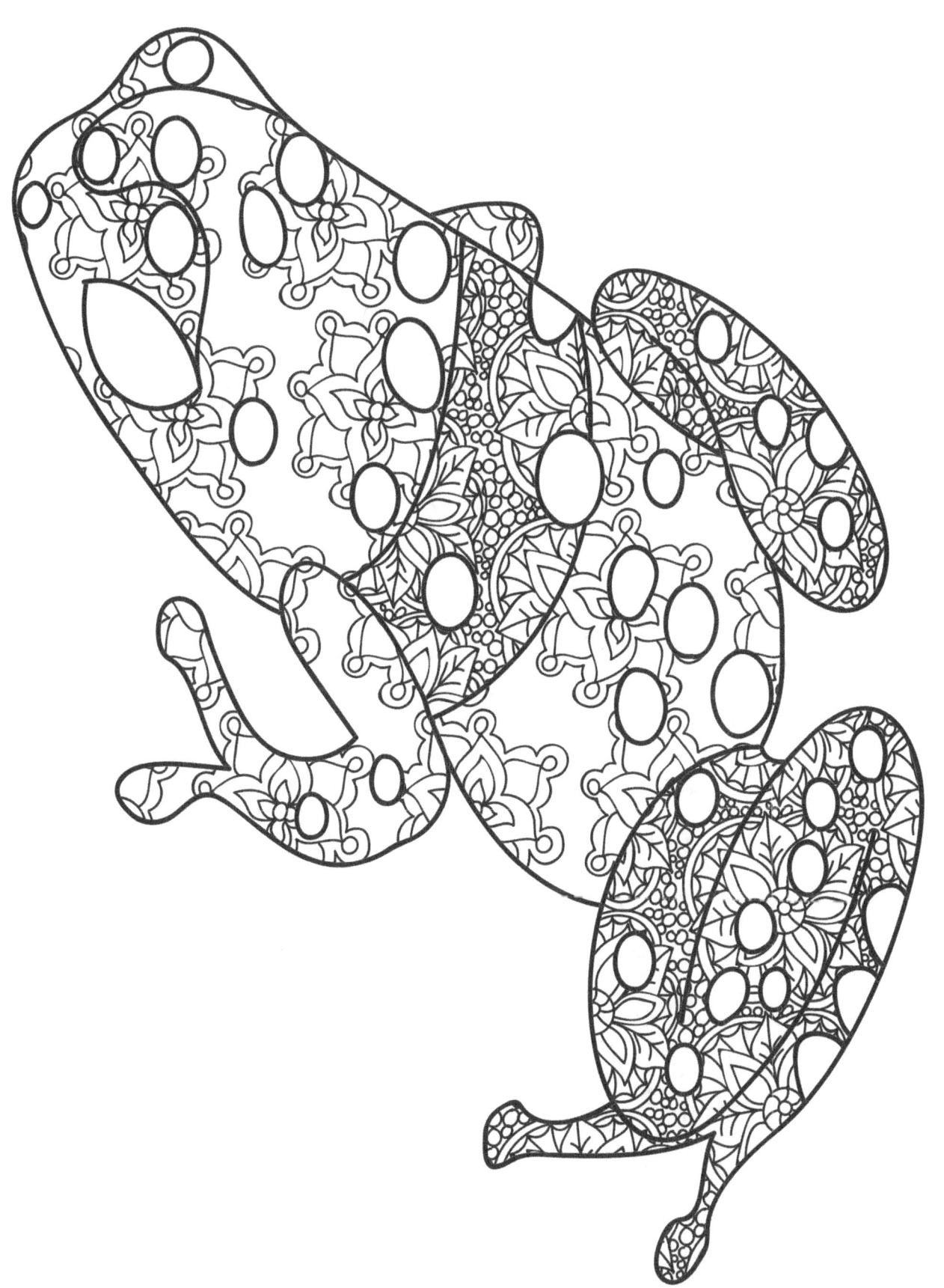

COLOR TEST PAGE

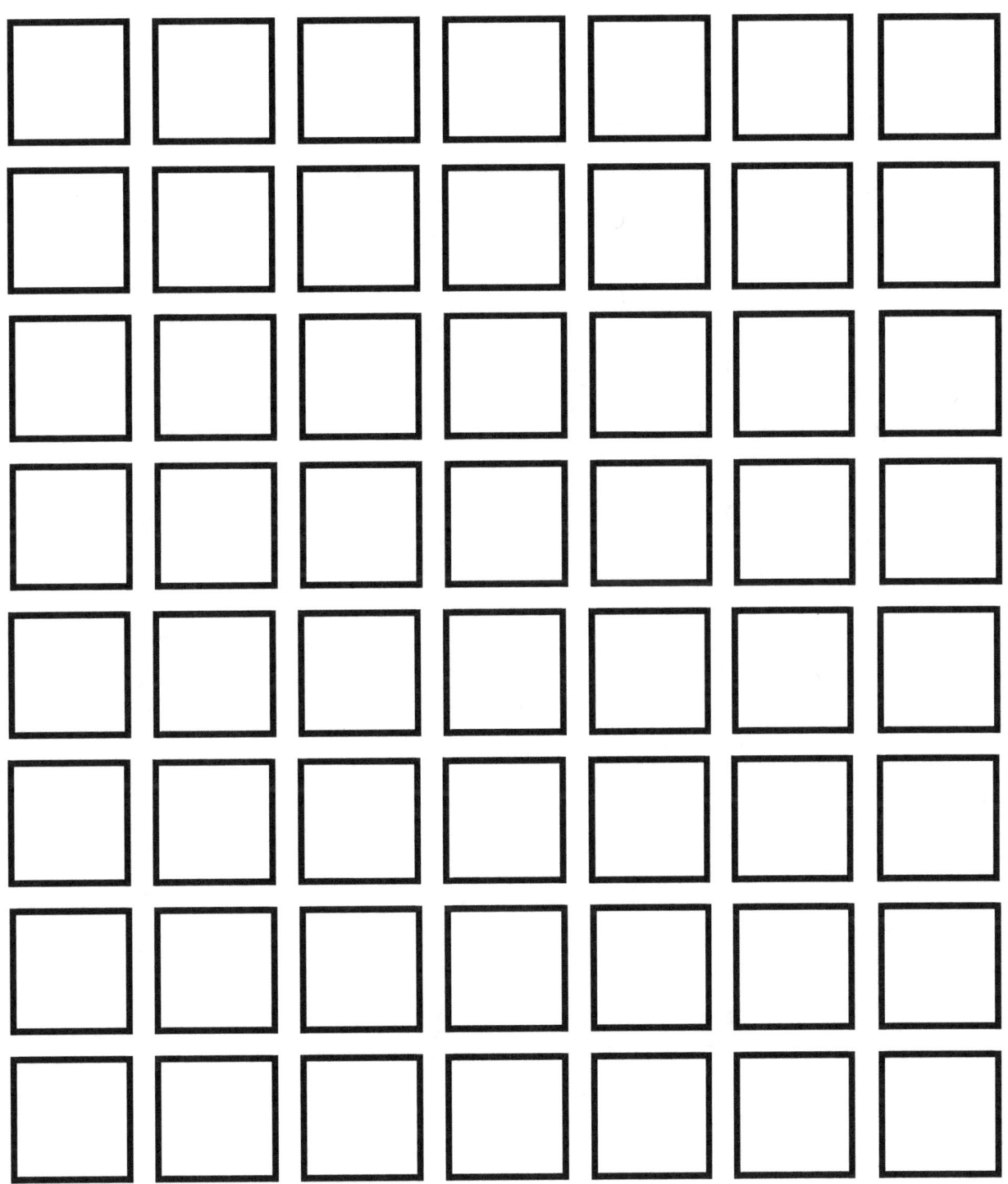

COLOR TEST PAGE

www.ingramcontent.com/pod-product-compliance
Lightning Source LLC
Chambersburg PA
CBHW062122220526
45471CB00010B/3841